U0295379

有医说医：

生命健康

七堂课（第一辑）

主编　郭莲　张峻

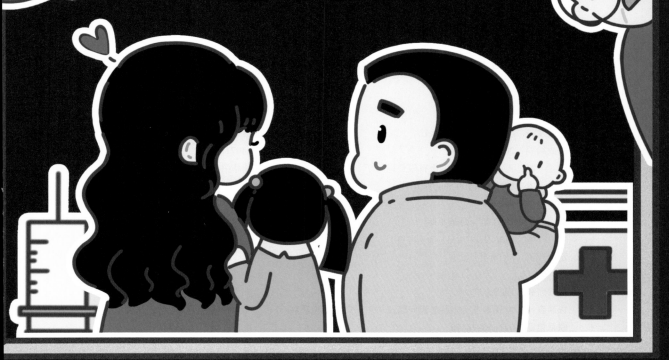

上海交通大学出版社
SHANGHAI JIAO TONG UNIVERSITY PRESS

内容提要

　　本书采用绘画的形式，设计了一个家庭的6个成员形象，通过聚焦生命孕育期、婴幼儿期、青少年期、中青年期、中老年期、老年期、守护期7个人生阶段，利用求医、照护等场景，对各个生命阶段的代表性健康问题进行了讲述。所有内容全部由上海第九人民医院相应科室的主任负责拟定绘制脚本并审核。全书形式活泼，图文并茂，行文多为对话式，通俗易懂，适合普通大众阅读，有利于全民健康素养的提升。

图书在版编目（CIP）数据

　　生命健康七堂课 . 第一辑 / 郭莲，张峻主编 . —— 上海：上海交通大学出版社，2022.4

　　（有医说医）

　　ISBN 978-7-313-26744-3

　　Ⅰ . ①生… Ⅱ . ①郭… ②张… Ⅲ . ①保健 – 社区教育 – 教材 Ⅳ . ① R161

　　中国版本图书馆 CIP 数据核字（2022）第 059793 号

生命健康七堂课（第一辑）

SHENG MING JIAN KANG QI TANG KE（DI–YI JI）

主　　编：郭　莲　张　峻

出版发行：上海交通大学出版社　　　　　地　　址：上海市番禺路 951 号

邮政编码：200030　　　　　　　　　　　电　　话：021–64071208

印　　制：上海万卷印刷股份有限公司　　经　　销：全国新华书店

开　　本：787mm×1092mm 1/16　　　　印　　张：10.5

字　　数：52 千字

版　　次：2022 年 4 月第 1 版　　　　　　印　　次：2022 年 4 月第 1 次印刷

书　　号：ISBN 978-7-313-26744-3

定　　价：88.00 元

编委会名单

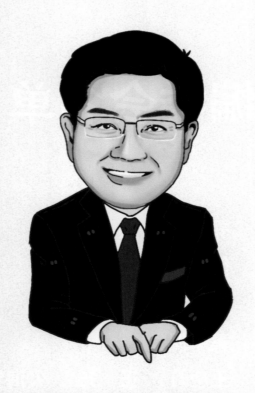

中国工程院院士 范先群

漫画科普　　图文并茂

浅出易懂　　寓教于乐

祝贺《生命健康七堂课》出版

签名：范先群

2022年3月

前言

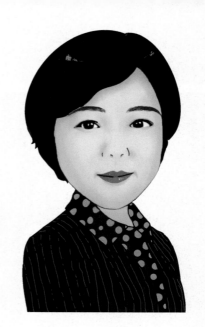

以漫画描绘科普
用专业诠释健康

　　健康生活，科普先行。2019年6月，国务院启动的健康中国行动计划中，健康知识普及行动位居首项。随着健康中国行动计划启动以来，"第一健康责任人"的自主健康管理理念正逐步深入人心，公众主动获取健康知识的意愿不断提升。尤其是自新冠肺炎疫情发生以来，勤洗手、戴口罩、多通风、一米线等良好的生活习惯耳熟能详，高频次、广覆盖的健康科普同样为打赢疫情防控狙击战提供了强劲助力。

　　近年来，上海交通大学医学院附属第九人民医院紧跟时代的步伐，积极输送优质医疗志愿服务进社区，以实际行动让医学科普知识飞入寻常百姓家。

　　多年来，九院系列科普丛书《谈医论症话健康》《有医说医——谈医论症科普荟》接连问世，专业解答，权威发声，以更贴近生活、贴近患者的方式植根读者大众，广受各界好评。

　　在草绿莺飞的美好春天里，《生命健康七堂课》漫画新书以崭新的科普形式与大家见面。科普与漫画相互碰撞引发新的火花，医学科普以一种更为简单、生动、丰满、有趣的形象漫步而来。

　　希望《生命健康七堂课》科普漫画系列图书能成为九院科普宣传工作中又一个科普教育惠民新品牌。祝愿九院健康科普工作能为促进市民健康生活，提升市民健康素养起到更为积极的作用！

签名：郭莲

2022年3月

（作者系上海交通大学医学院附属第九人民医院党委书记）

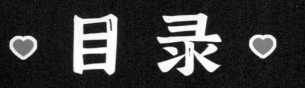

目 录

第一堂：
孕育期

试管婴儿 & X射线知多少

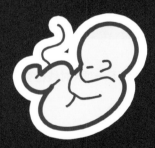

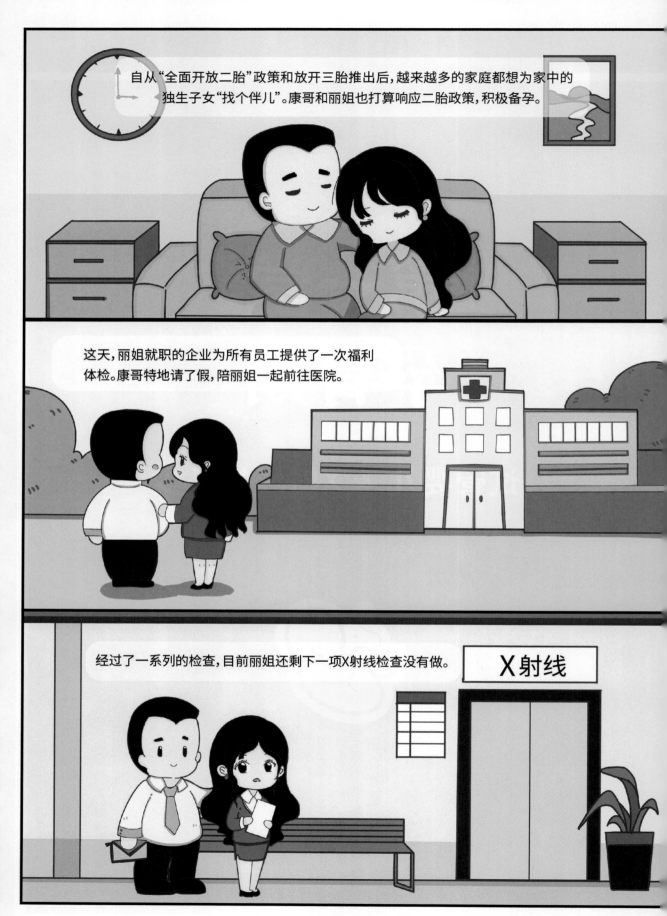

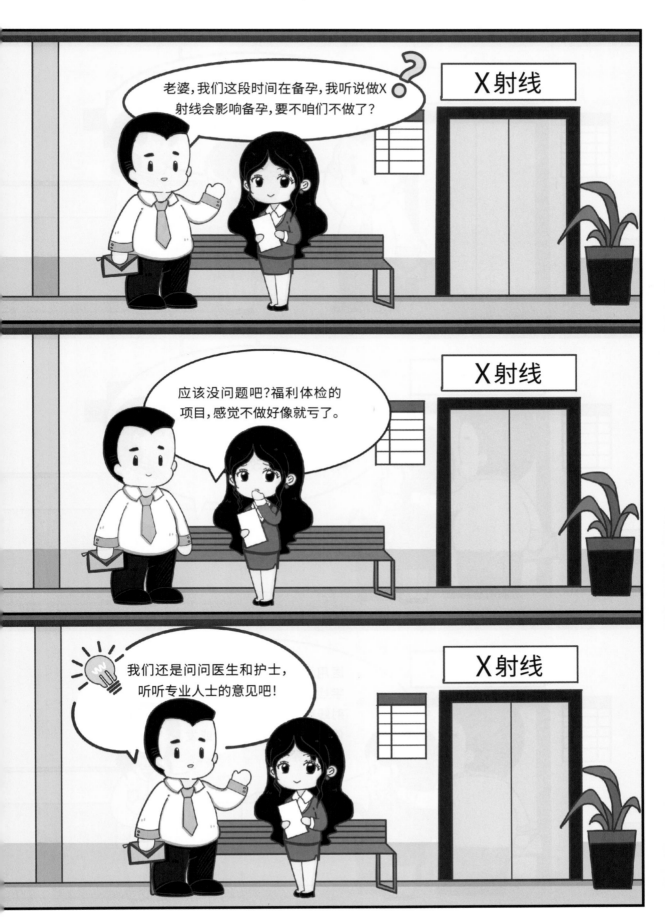

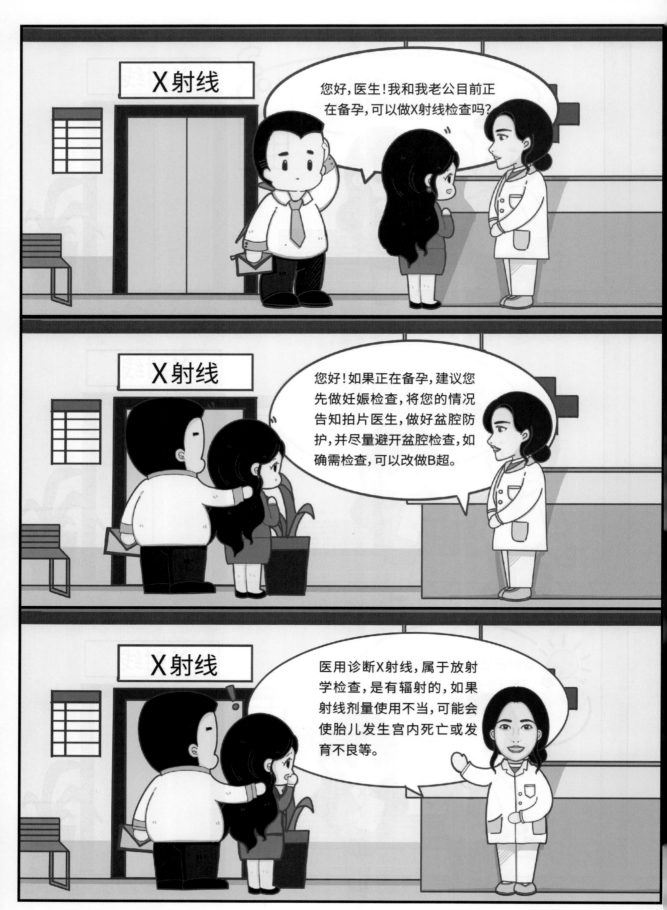

4

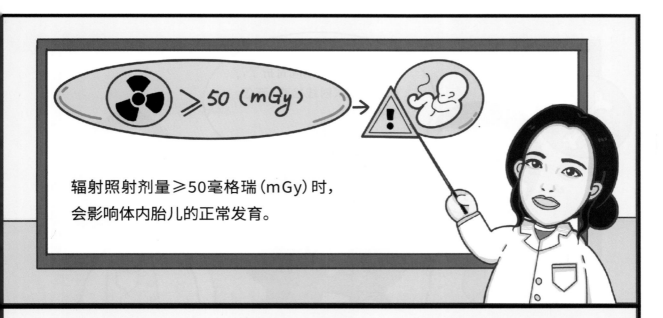

辐射照射剂量≥50毫格瑞（mGy）时，会影响体内胎儿的正常发育。

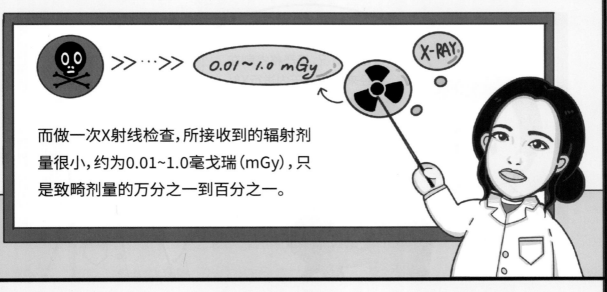

而做一次X射线检查，所接收到的辐射剂量很小，约为0.01~1.0毫戈瑞（mGy），只是致畸剂量的万分之一到百分之一。

但是，还是建议备孕期间可能怀孕的妇女，尽量避免放射学检查，尤其是腹部或骨盆的X射线检查。

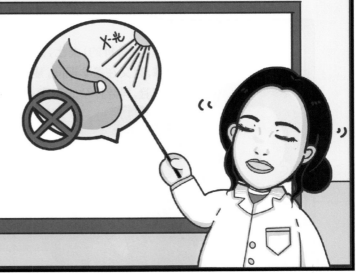

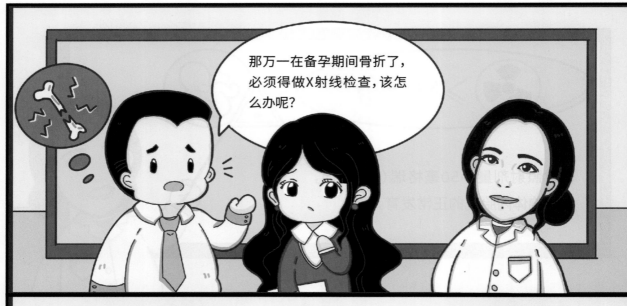

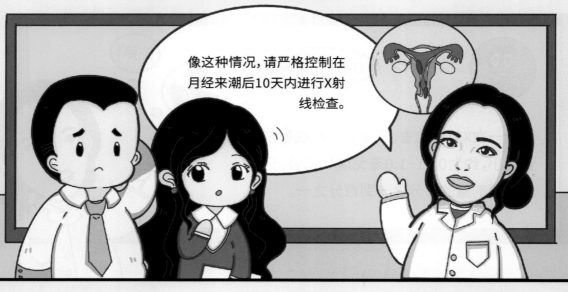

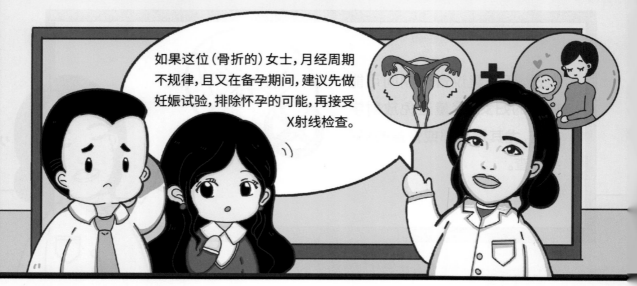

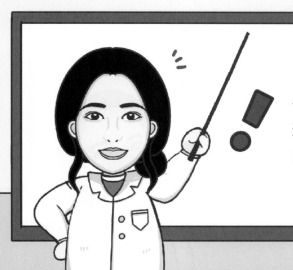

各位备孕期间的女性，如果无法规避X射线检查，务必要及时把自己的情况告诉摄片医生。

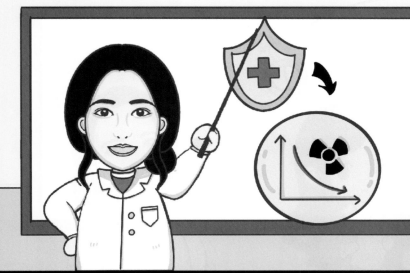

摄片医生会采取相应的防护措施，把辐射风险降到最低。

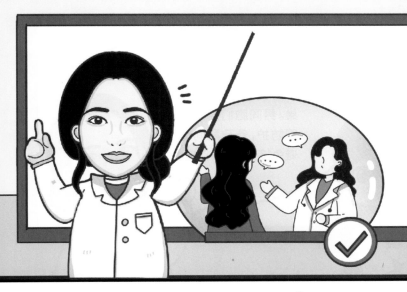

在确定检查方案之前，也要先和临床医生充分沟通。评估X射线可能带来的影响后，再确定检查方案。

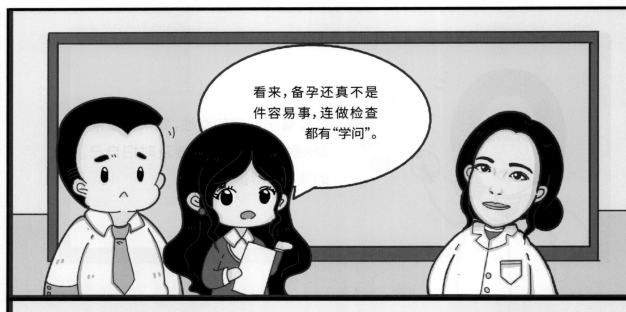

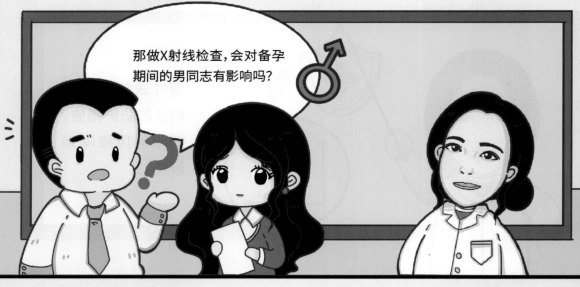

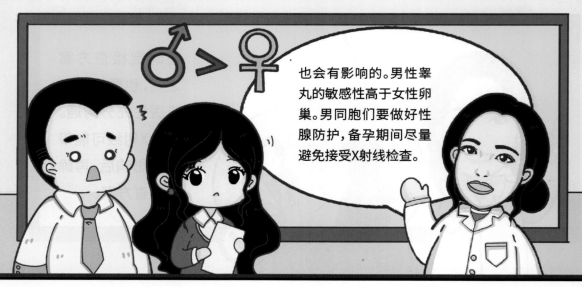

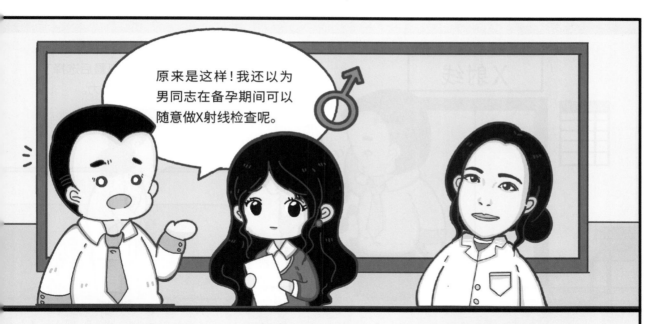

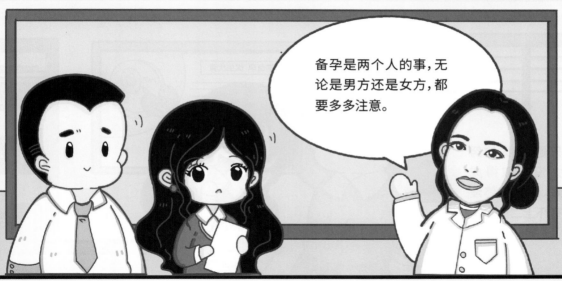

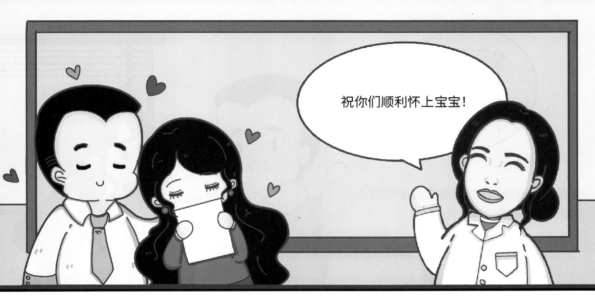

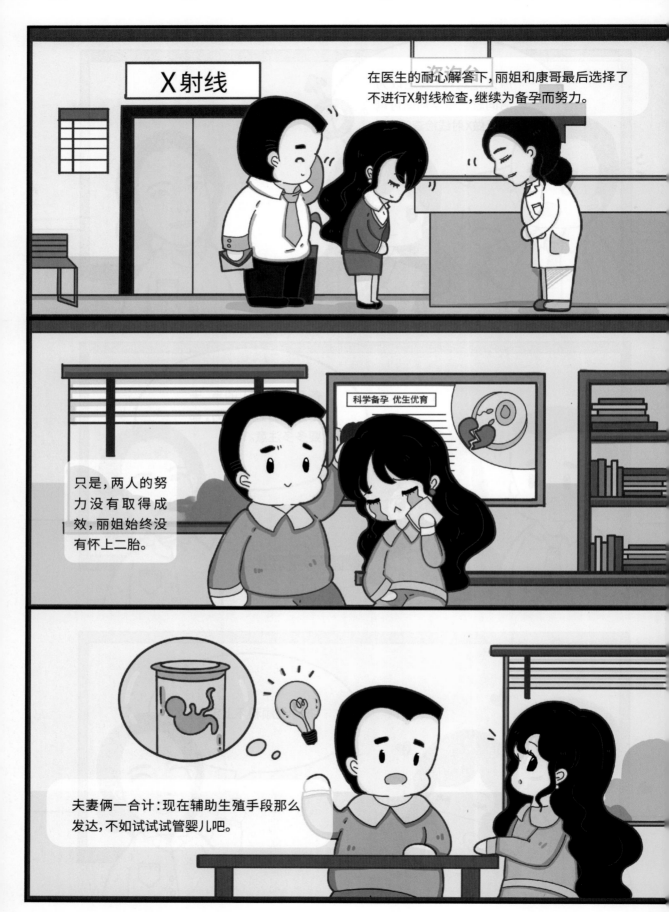

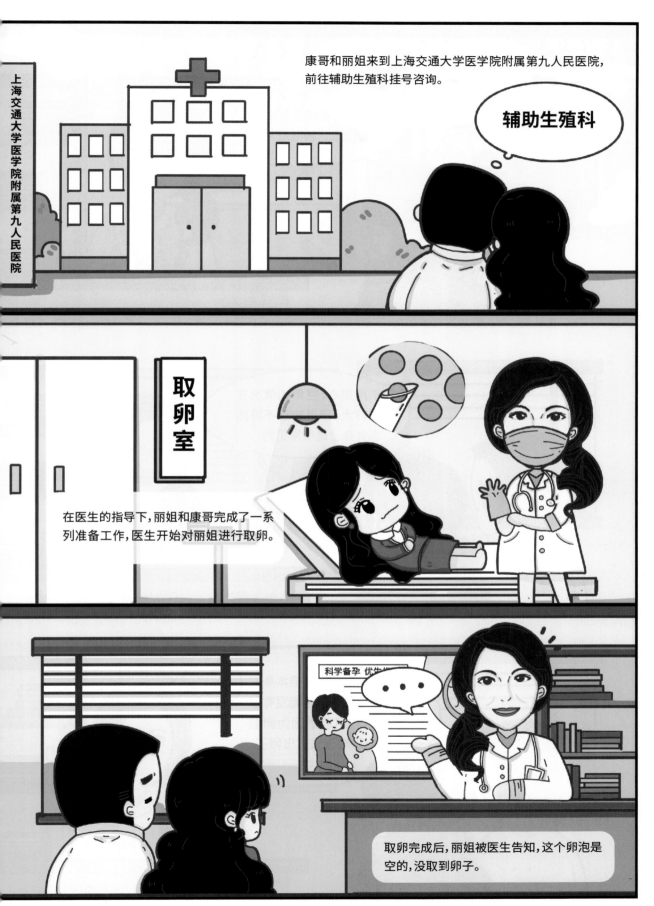

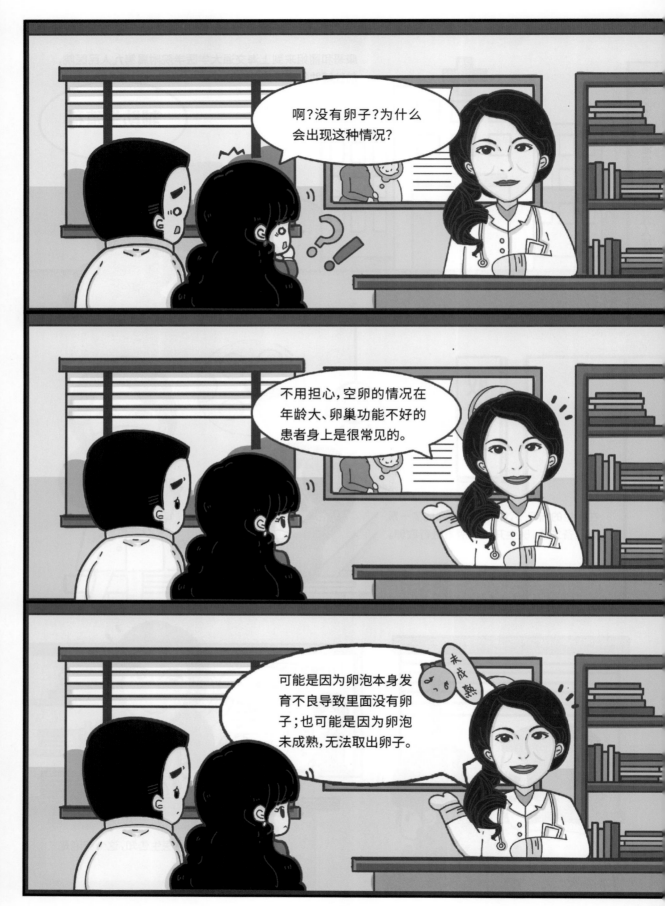

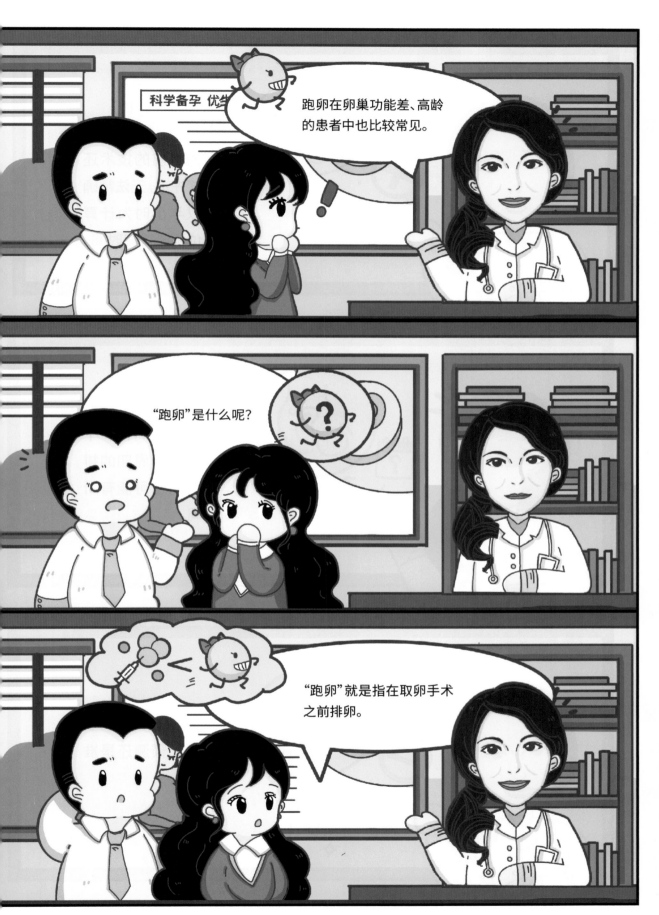

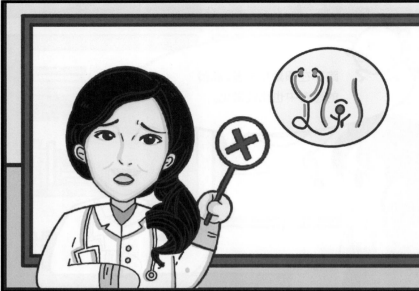

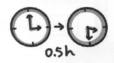

因为目前的技术还不够先进，无法精确地以半小时为计算单位预测排卵时间。

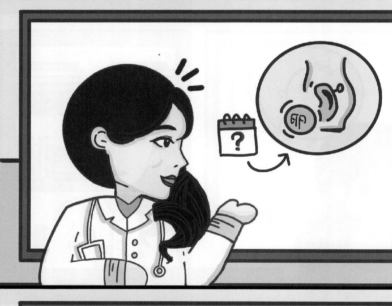

而且，每个人的排卵规律不一样，同一个人在不同周期的排卵时间也可能有所不同。

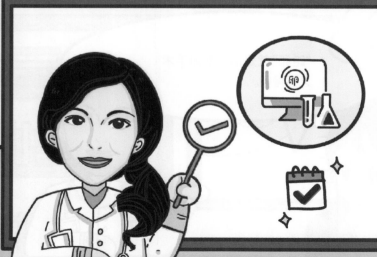

当然，大多数人的取卵时间预测还是准确的。

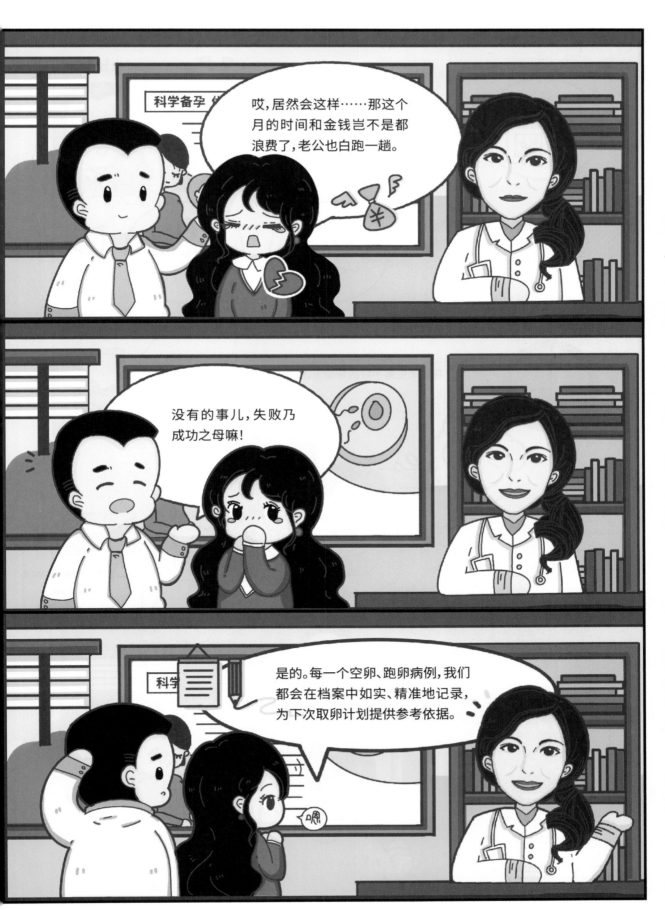

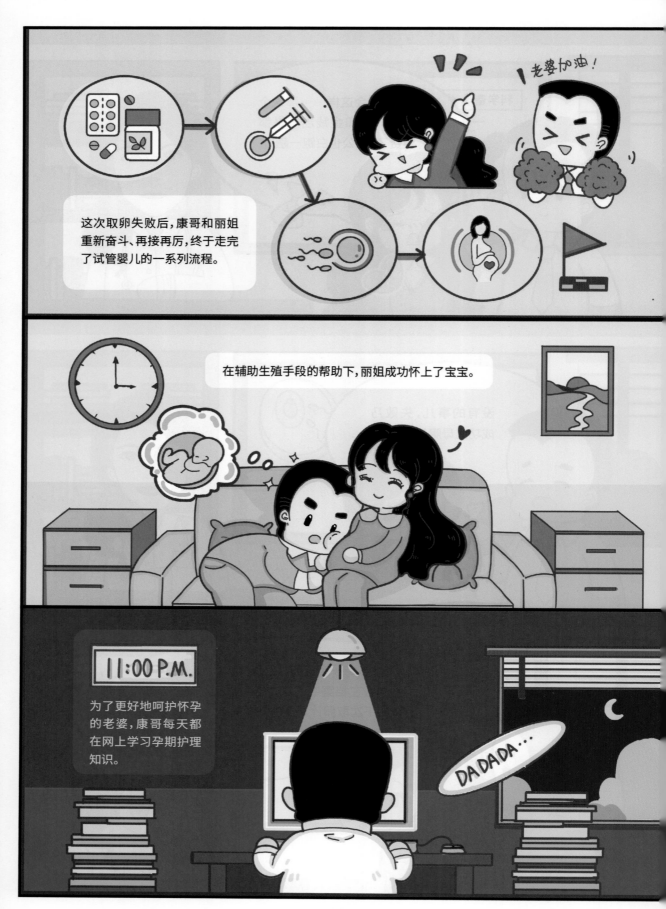

这次取卵失败后，康哥和丽姐重新奋斗、再接再厉，终于走完了试管婴儿的一系列流程。

在辅助生殖手段的帮助下，丽姐成功怀上了宝宝。

为了更好地呵护怀孕的老婆，康哥每天都在网上学习孕期护理知识。

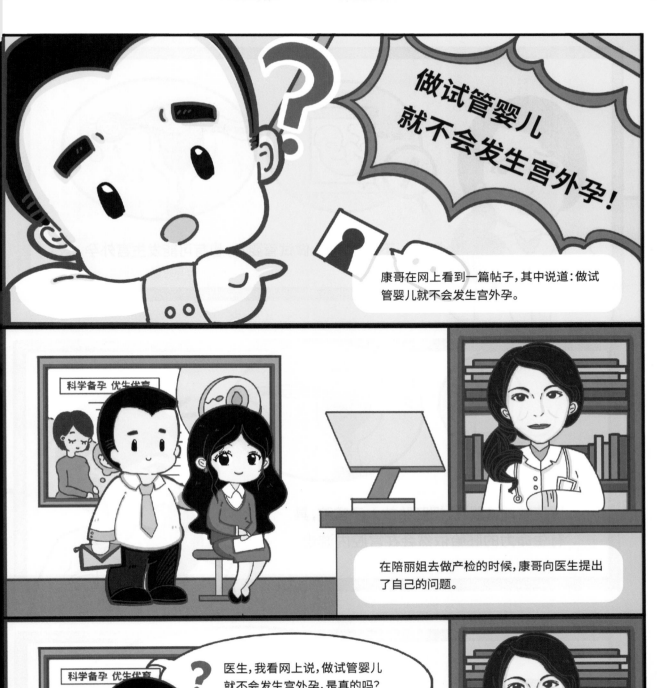

做试管婴儿就不会发生宫外孕！

康哥在网上看到一篇帖子，其中说道：做试管婴儿就不会发生宫外孕。

在陪丽姐去做产检的时候，康哥向医生提出了自己的问题。

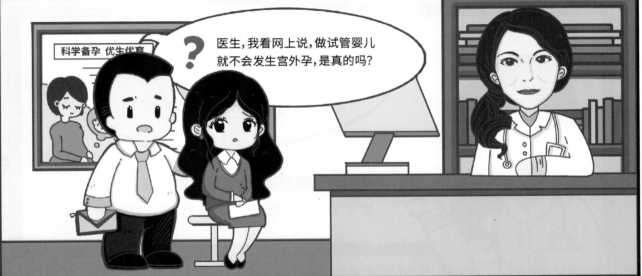

医生，我看网上说，做试管婴儿就不会发生宫外孕，是真的吗？

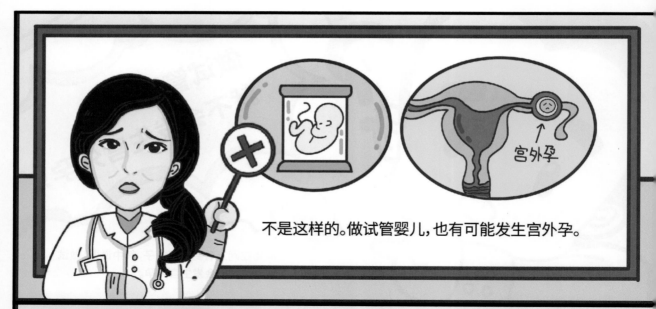

不是这样的。做试管婴儿，也有可能发生宫外孕。

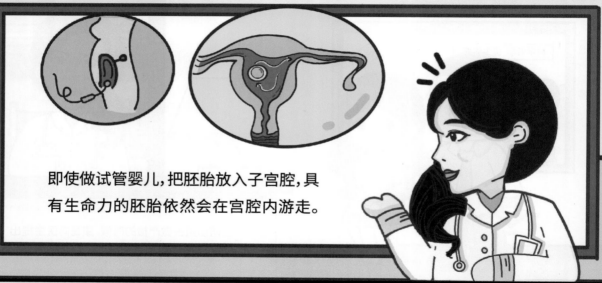

即使做试管婴儿，把胚胎放入子宫腔，具有生命力的胚胎依然会在宫腔内游走。

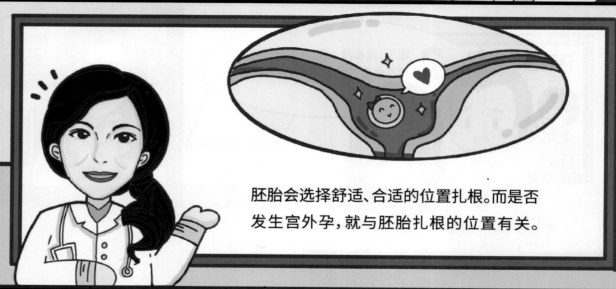

胚胎会选择舒适、合适的位置扎根。而是否发生宫外孕，就与胚胎扎根的位置有关。

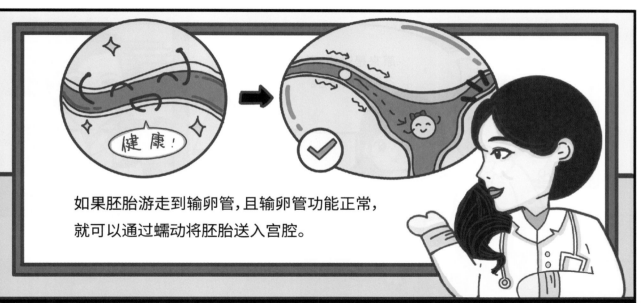

如果胚胎游走到输卵管,且输卵管功能正常,
就可以通过蠕动将胚胎送入宫腔。

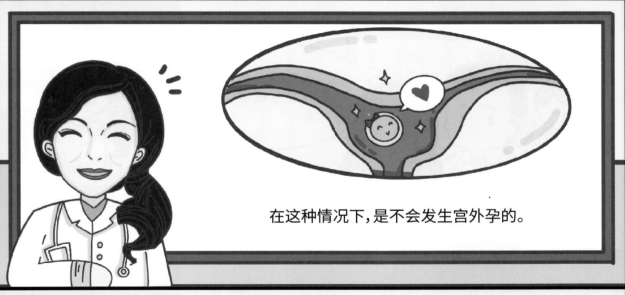

在这种情况下,是不会发生宫外孕的。

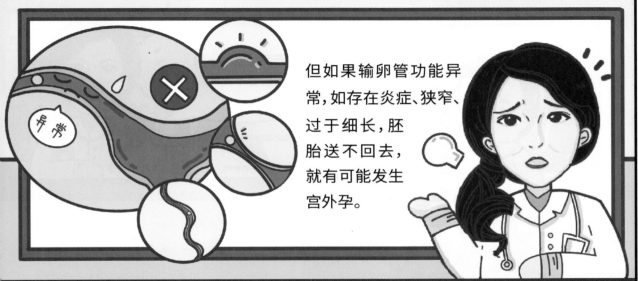

但如果输卵管功能异
常,如存在炎症、狭窄、
过于细长,胚
胎送不回去,
就有可能发生
宫外孕。

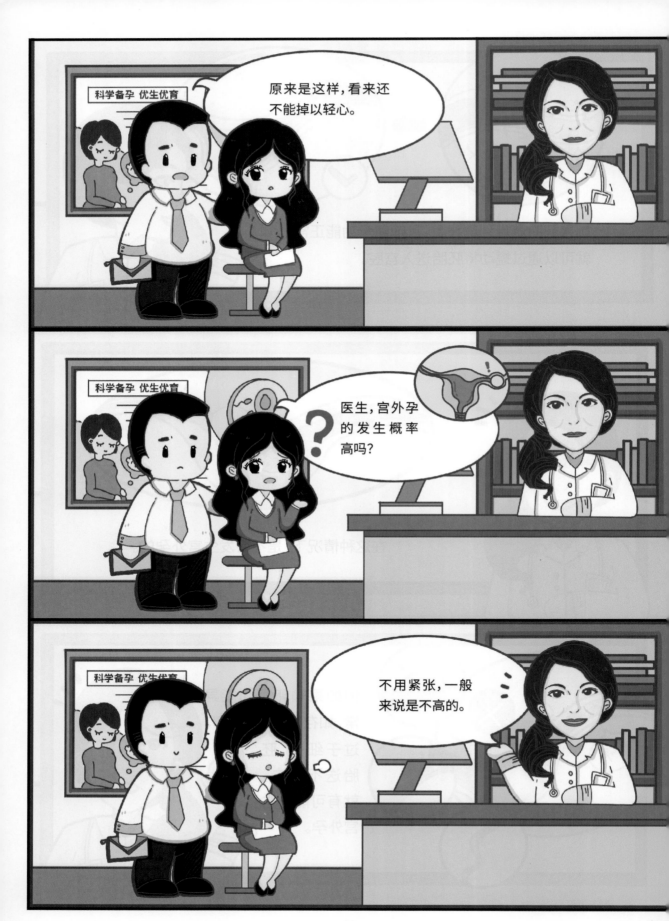

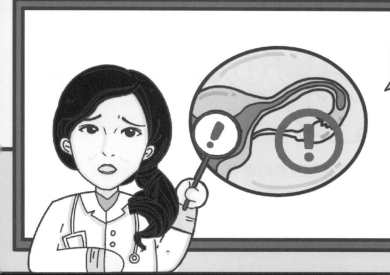
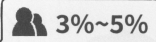

宫外孕的发生概率为3%~5%，而有输卵管病变的人宫外孕的发生率则会大大增高。

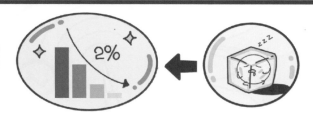

但是有数据统计，全胚冷冻移植方法可把宫外孕的发生概率降低到2%，而上海交通大学医学院附属第九人民医院正是以全胚冷冻移植为技术特色的，因而宫外孕的发生概率相对较低。

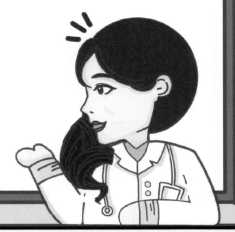

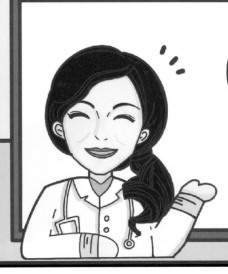
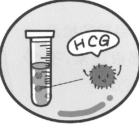
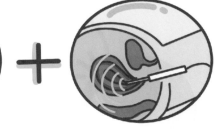

如果不放心，那就一定要做好血hCG监测随访、阴道超声等早期诊断。

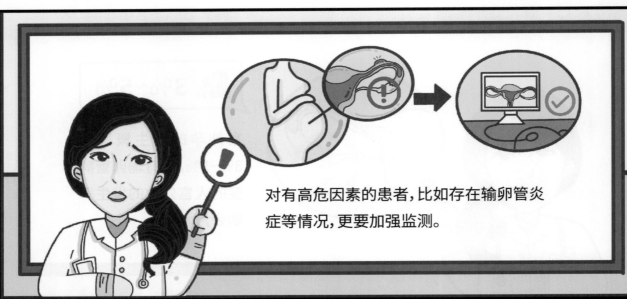

对有高危因素的患者,比如存在输卵管炎症等情况,更要加强监测。

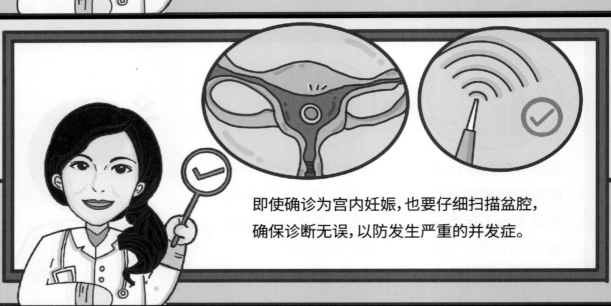

即使确诊为宫内妊娠,也要仔细扫描盆腔,确保诊断无误,以防发生严重的并发症。

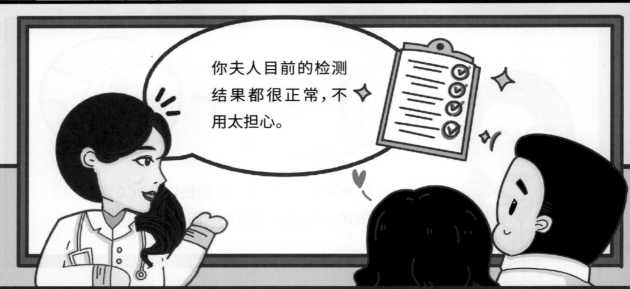

你夫人目前的检测结果都很正常,不用太担心。

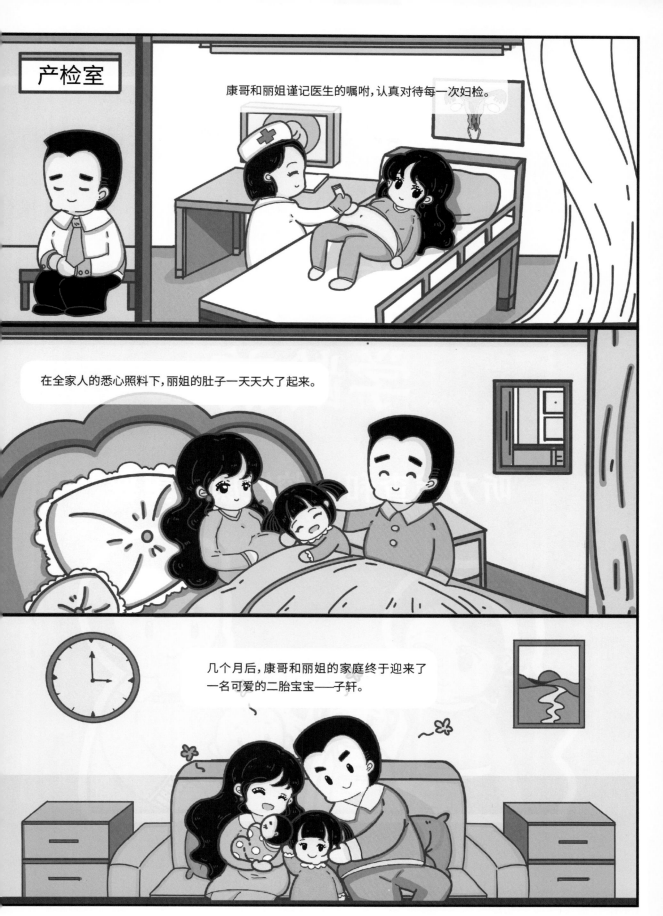

第二堂:
学龄前

听力筛查和口腔健康很重要

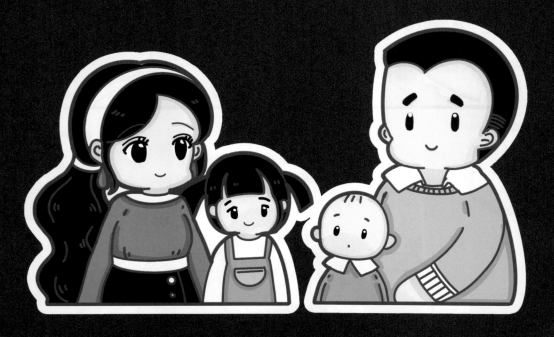

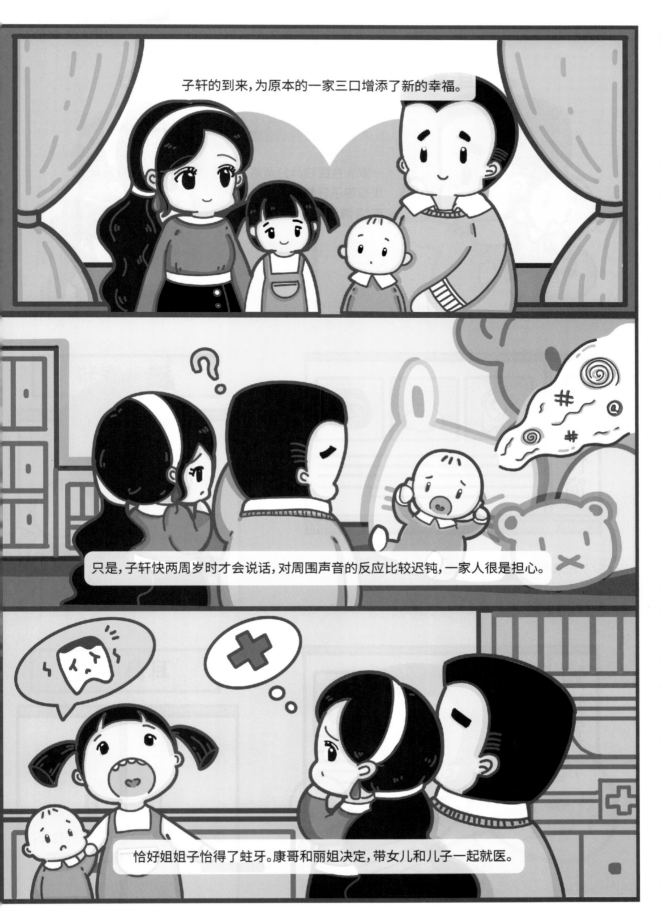

子轩的到来，为原本的一家三口增添了新的幸福。

只是，子轩快两周岁时才会说话，对周围声音的反应比较迟钝，一家人很是担心。

恰好姐姐子怡得了蛀牙。康哥和丽姐决定，带女儿和儿子一起就医。

耳鼻喉科

口腔科

一家人在医院兵分两路：康哥带子轩看耳鼻喉科，丽姐带子怡看口腔科。

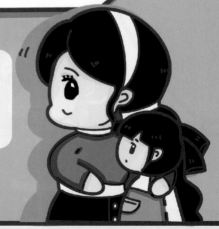

知识宣传窗

先来看看康哥和子轩这边——

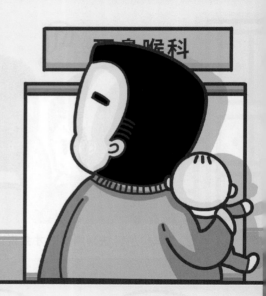

耳鼻喉科

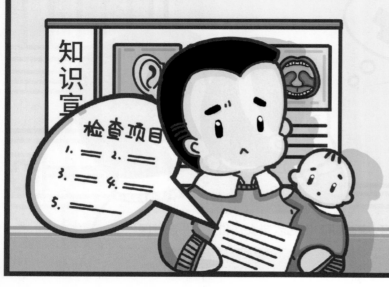

知识宣

检查项目
1. ＿＿ 2. ＿＿
3. ＿＿ 4. ＿＿
5. ＿＿

康哥带着子轩接受了一系列检查，然后带着检查结果回到了诊室。

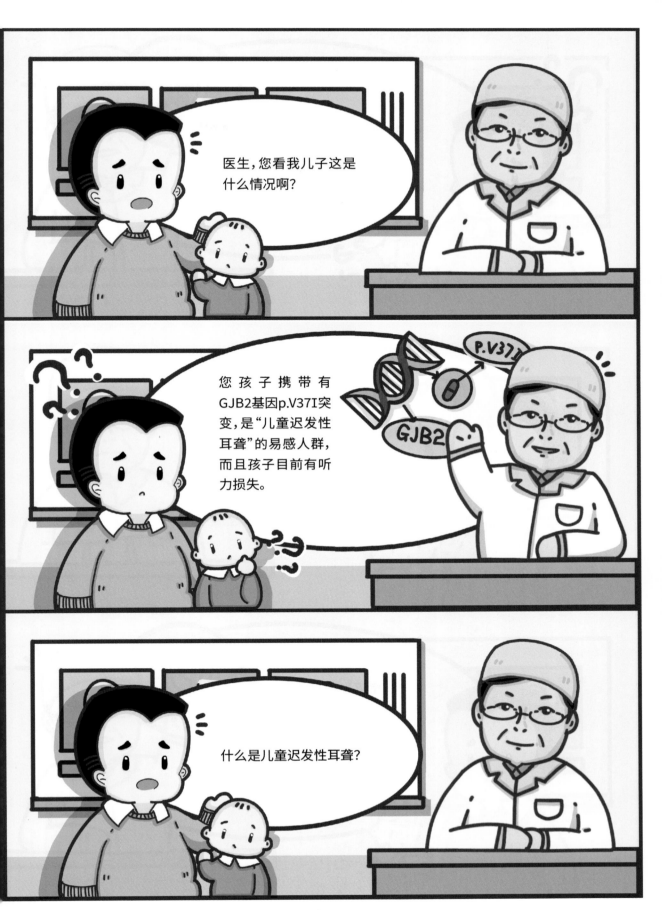

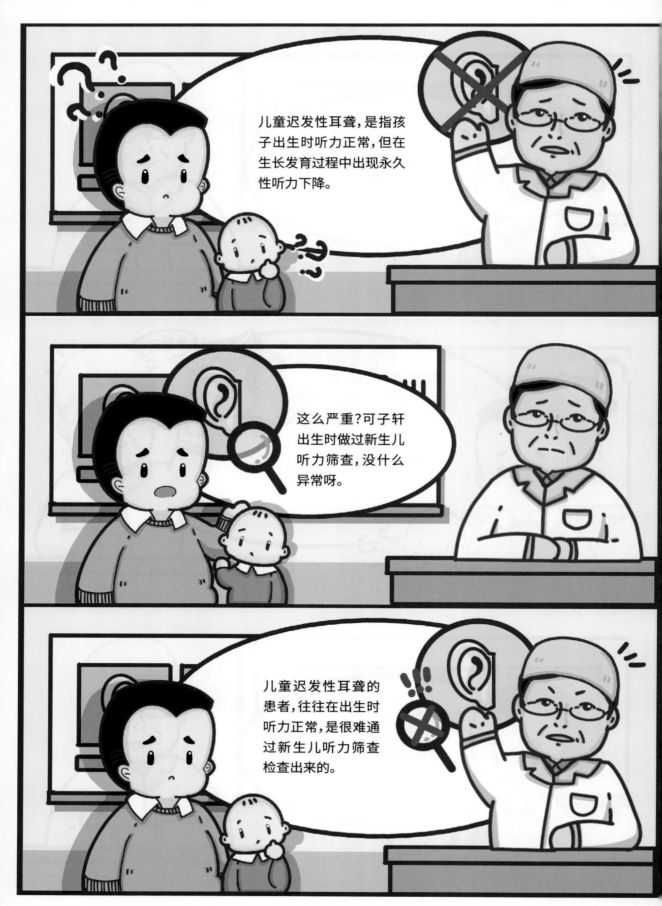

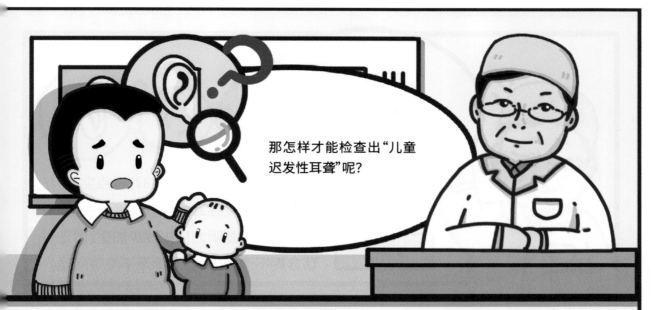

那怎样才能检查出"儿童迟发性耳聋"呢?

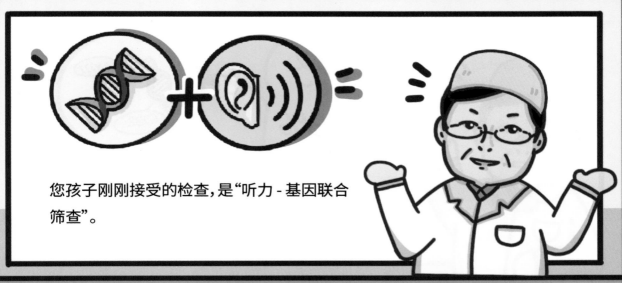

您孩子刚刚接受的检查,是"听力 - 基因联合筛查"。

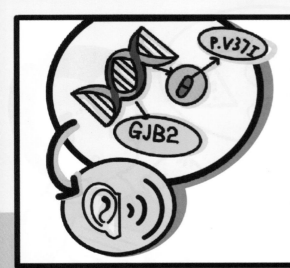

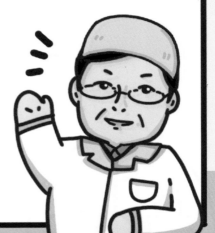

其中包含的"GJB2基因p.V37I突变筛查体系",就是专门针对儿童迟发性耳聋的筛查。

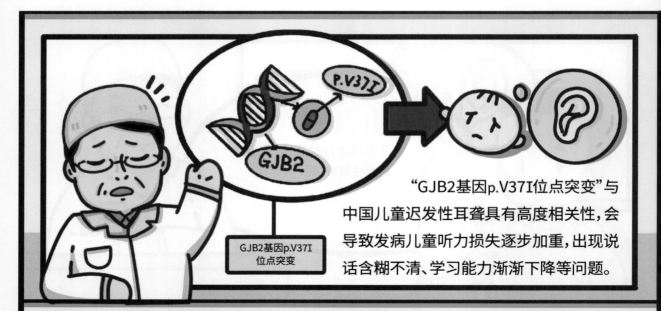

"GJB2基因p.V37I位点突变"与中国儿童迟发性耳聋具有高度相关性，会导致发病儿童听力损失逐步加重，出现说话含糊不清、学习能力渐渐下降等问题。

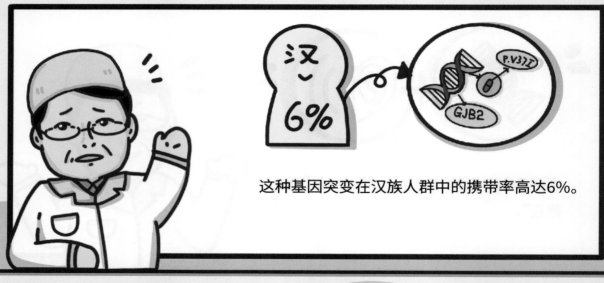

这种基因突变在汉族人群中的携带率高达6%。

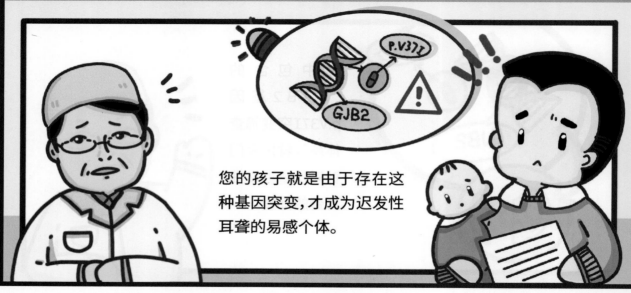

您的孩子就是由于存在这种基因突变，才成为迟发性耳聋的易感个体。

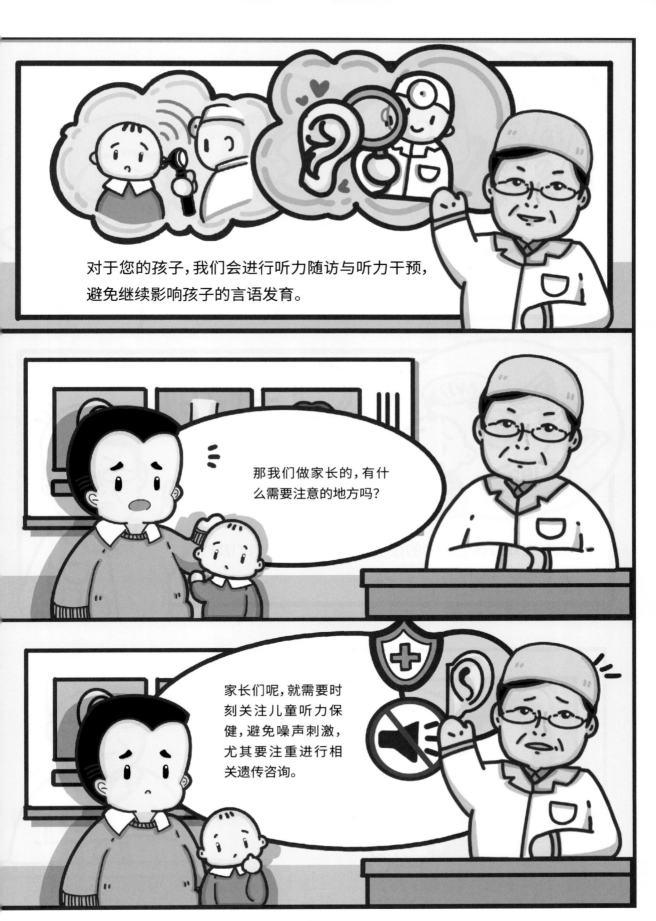

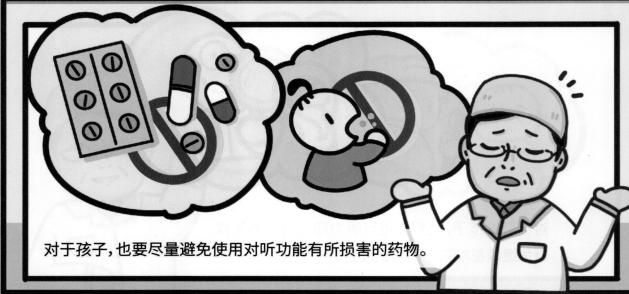

对于孩子,也要尽量避免使用对听功能有所损害的药物。

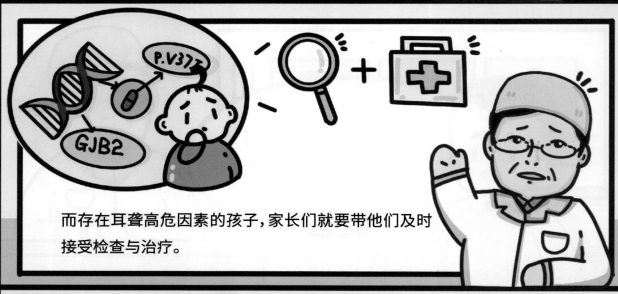

而存在耳聋高危因素的孩子,家长们就要带他们及时接受检查与治疗。

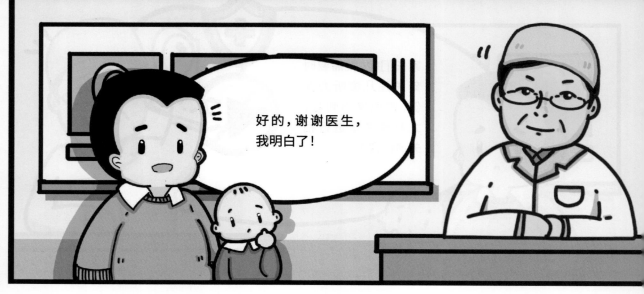

好的,谢谢医生,我明白了!

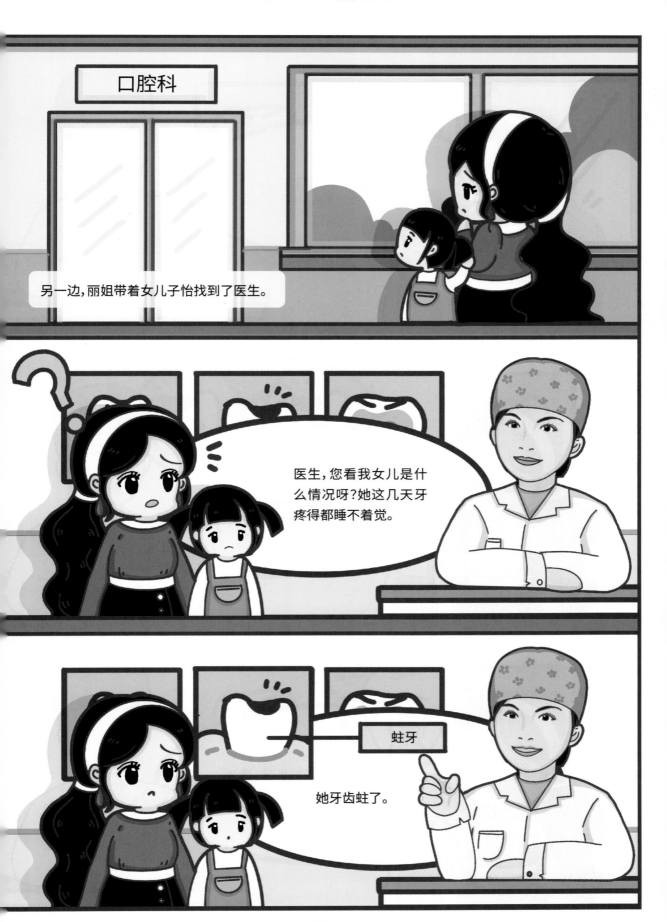

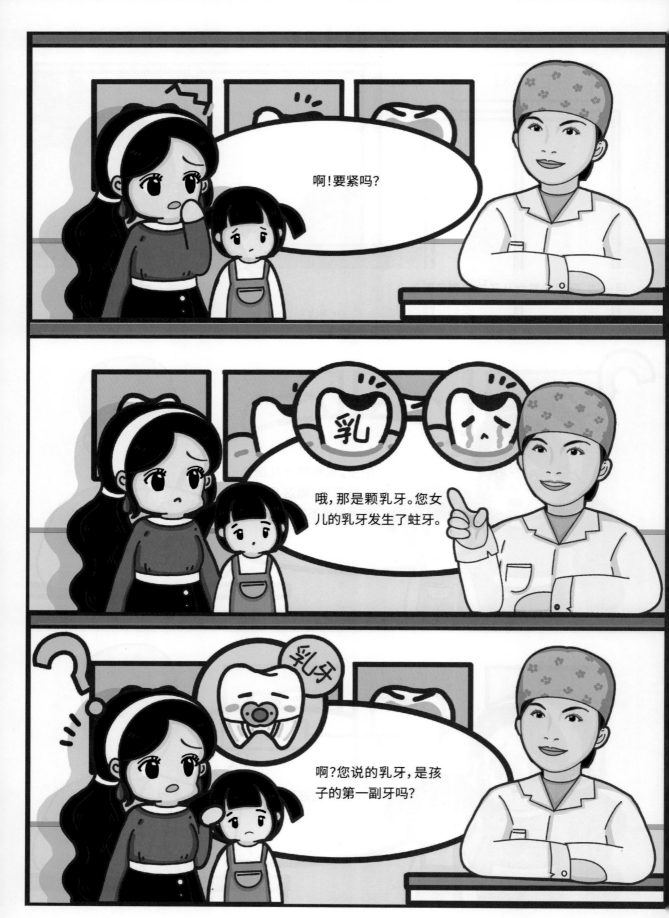

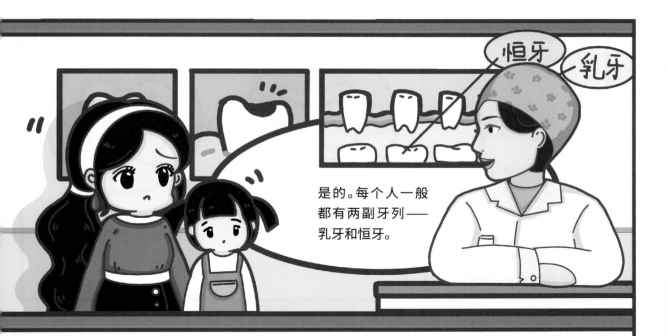

是的。每个人一般都有两副牙列——乳牙和恒牙。

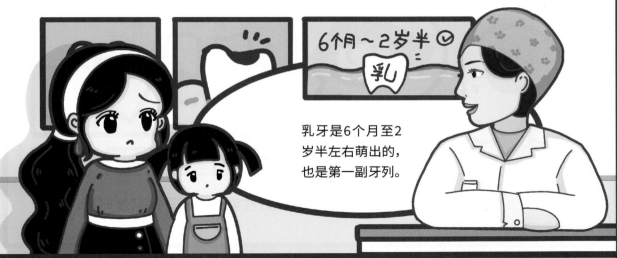

乳牙是6个月至2岁半左右萌出的，也是第一副牙列。

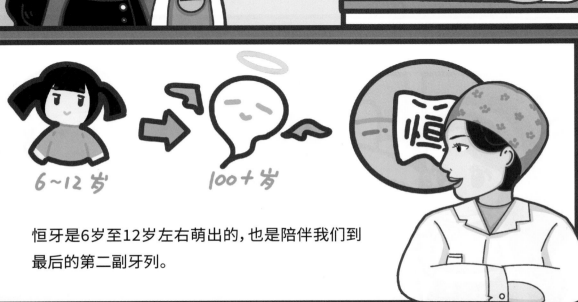

恒牙是6岁至12岁左右萌出的，也是陪伴我们到最后的第二副牙列。

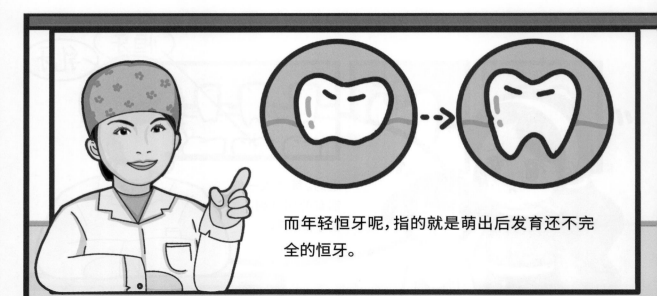

而年轻恒牙呢，指的就是萌出后发育还不完全的恒牙。

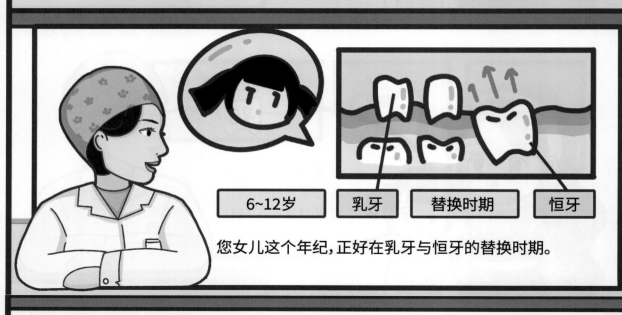

6~12岁　乳牙　替换时期　恒牙

您女儿这个年纪，正好在乳牙与恒牙的替换时期。

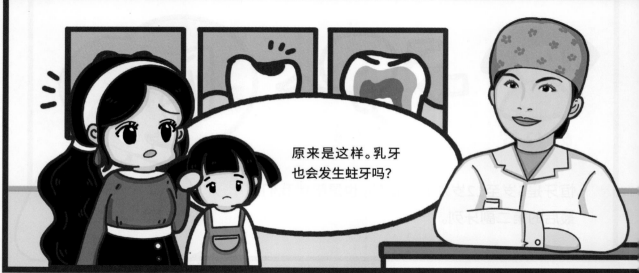

原来是这样。乳牙也会发生蛀牙吗？

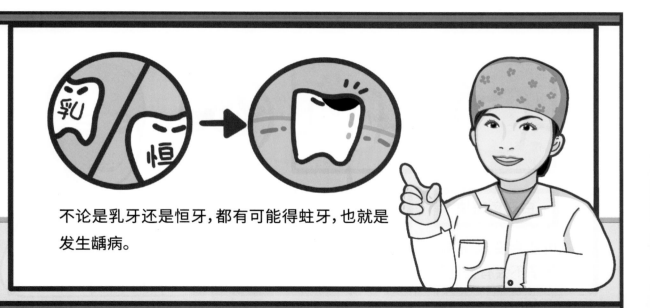

不论是乳牙还是恒牙，都有可能得蛀牙，也就是
发生龋病。

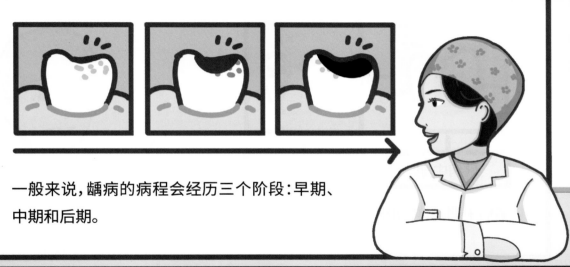

一般来说，龋病的病程会经历三个阶段：早期、
中期和后期。

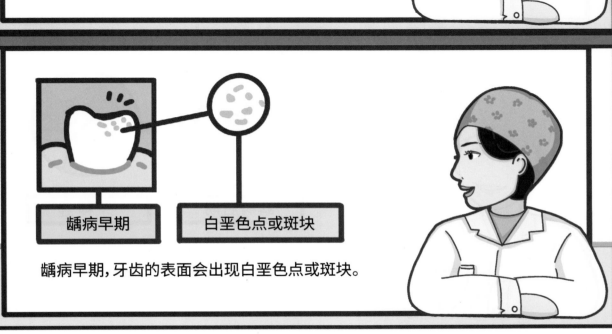

龋病早期，牙齿的表面会出现白垩色点或斑块。

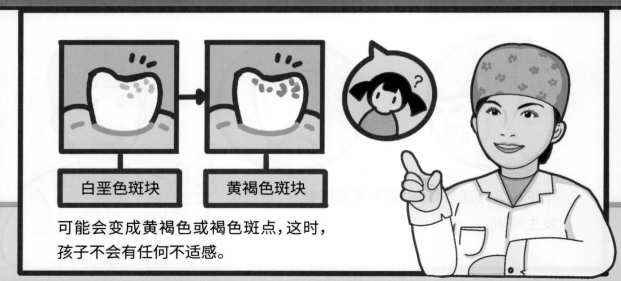

白垩色斑块 → 黄褐色斑块

可能会变成黄褐色或褐色斑点,这时,孩子不会有任何不适感。

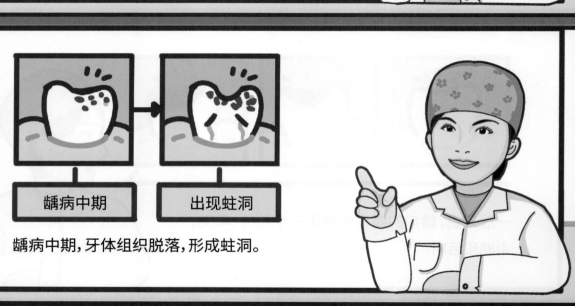

龋病中期 → 出现蛀洞

龋病中期,牙体组织脱落,形成蛀洞。

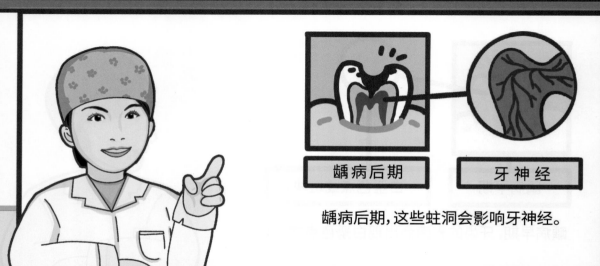

龋病后期　　牙神经

龋病后期,这些蛀洞会影响牙神经。

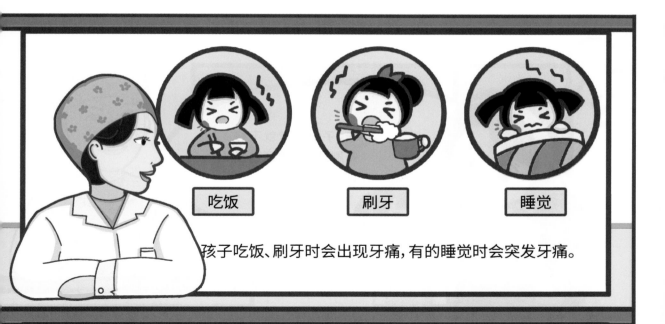

吃饭　　　刷牙　　　睡觉

孩子吃饭、刷牙时会出现牙痛,有的睡觉时会突发牙痛。

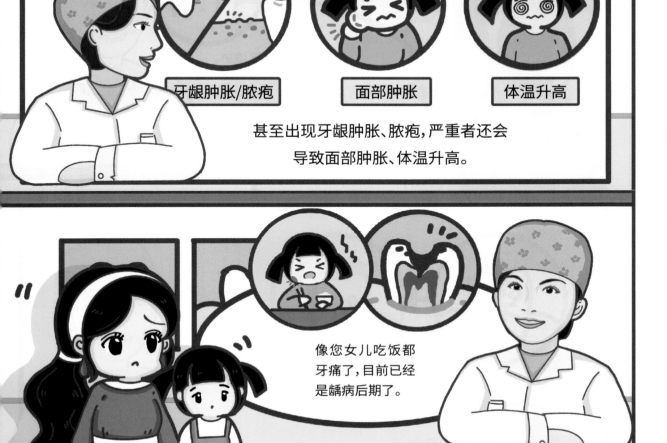

牙龈肿胀/脓疱　　　面部肿胀　　　体温升高

甚至出现牙龈肿胀、脓疱,严重者还会
导致面部肿胀、体温升高。

像您女儿吃饭都
牙痛了,目前已经
是龋病后期了。

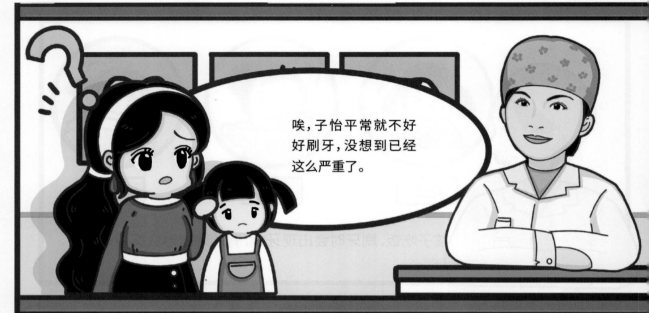

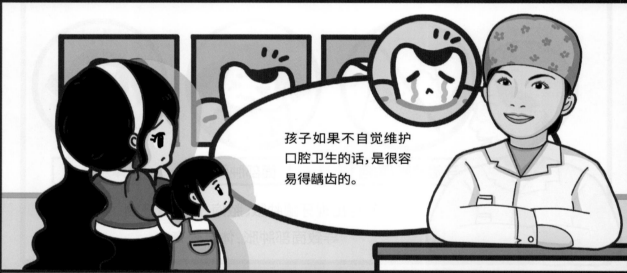

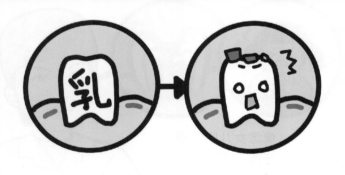

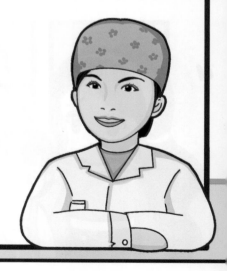

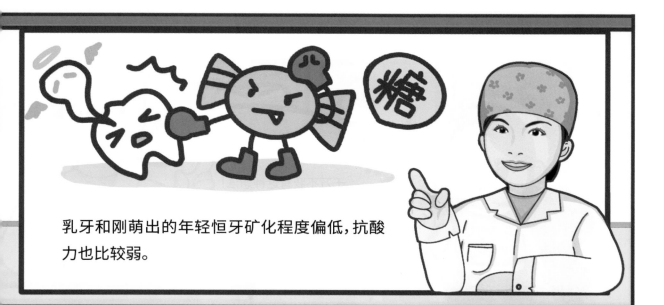

乳牙和刚萌出的年轻恒牙矿化程度偏低，抗酸力也比较弱。

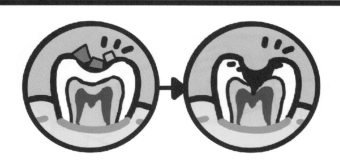

菌斑、食物碎屑、软垢易滞留在牙面上，就容易导致龋病。

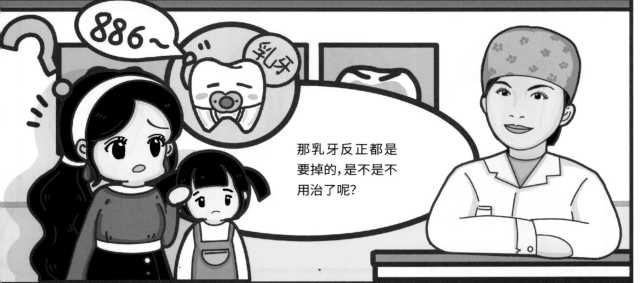

那乳牙反正都是要掉的，是不是不用治了呢？

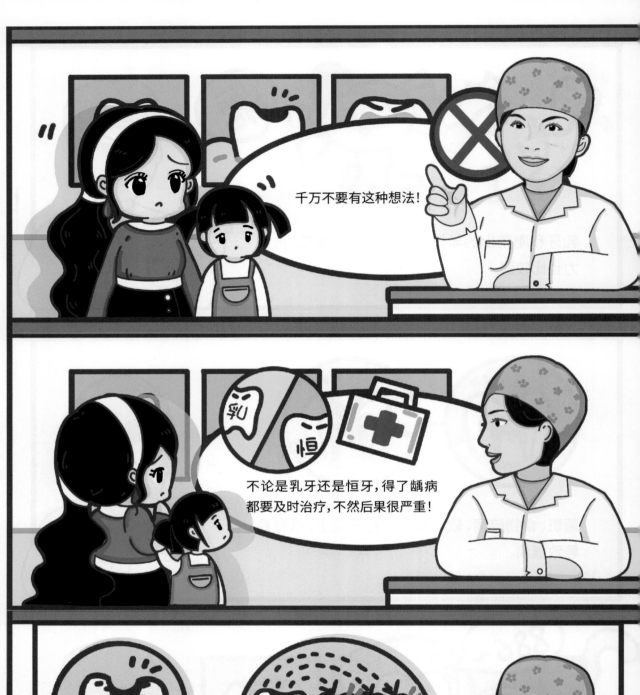

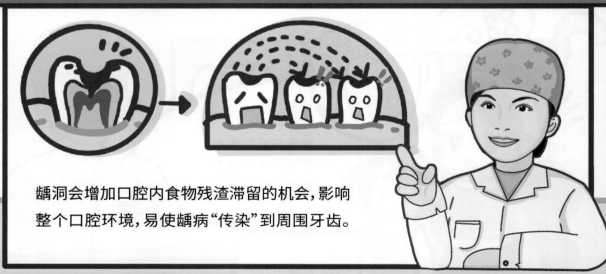

龋洞会增加口腔内食物残渣滞留的机会，影响整个口腔环境，易使龋病"传染"到周围牙齿。

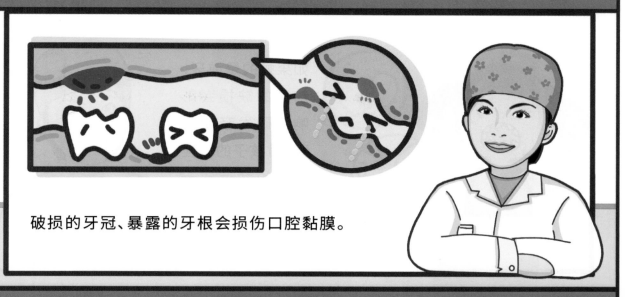

破损的牙冠、暴露的牙根会损伤口腔黏膜。

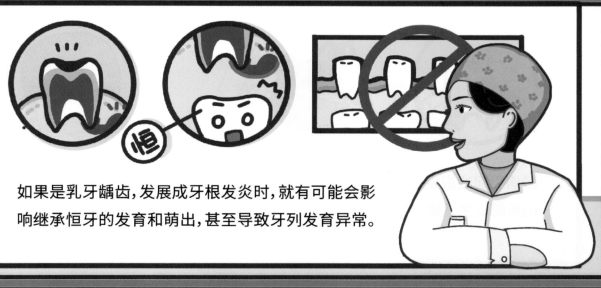

如果是乳牙龋齿，发展成牙根发炎时，就有可能会影响继承恒牙的发育和萌出，甚至导致牙列发育异常。

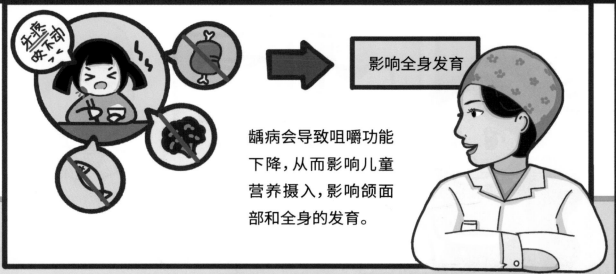

影响全身发育

龋病会导致咀嚼功能下降，从而影响儿童营养摄入，影响颌面部和全身的发育。

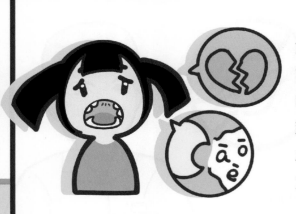
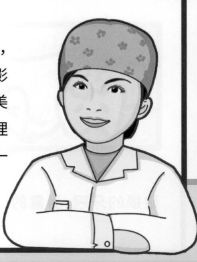

如果蛀的是前牙，前牙的缺损会影响正确发音和美观，对孩子的心理发育也会造成一定影响。

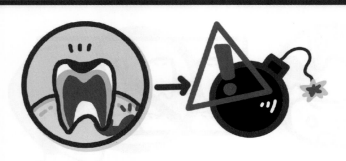
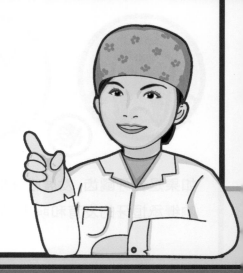

龋病引起的根尖周炎，还可能作为病灶，使其他系统发生感染！

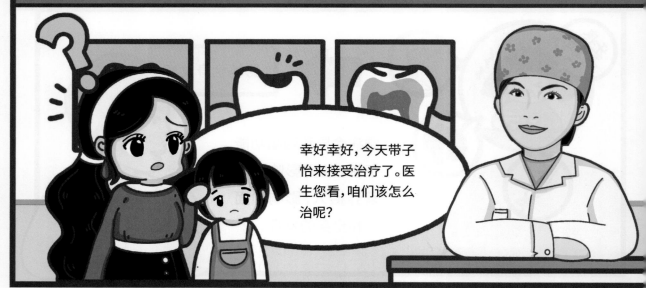

幸好幸好，今天带子怡来接受治疗了。医生您看，咱们该怎么治呢？

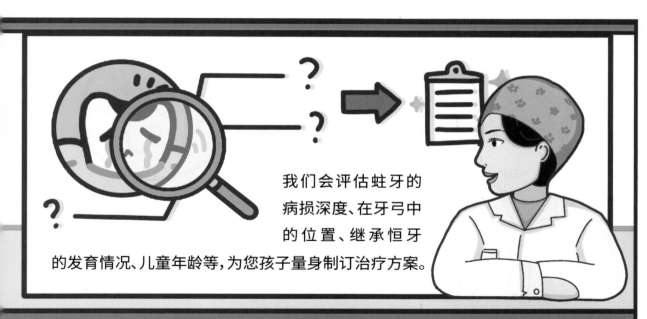

我们会评估蛀牙的病损深度、在牙弓中的位置、继承恒牙的发育情况、儿童年龄等，为您孩子量身制订治疗方案。

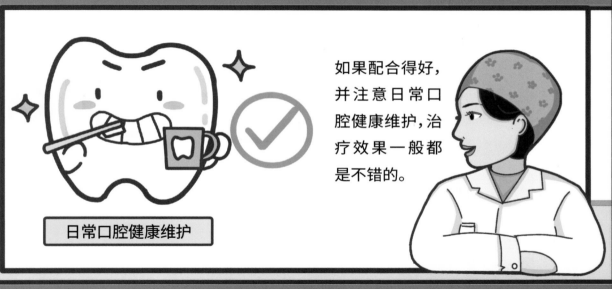

日常口腔健康维护

如果配合得好，并注意日常口腔健康维护，治疗效果一般都是不错的。

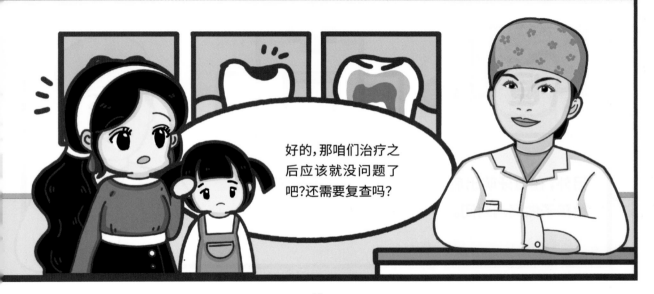

好的，那咱们治疗之后应该就没问题了吧?还需要复查吗?

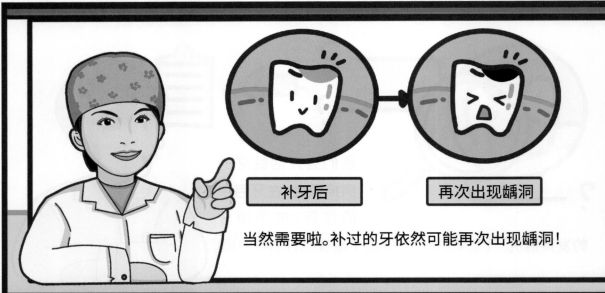

补牙后

再次出现龋洞

当然需要啦。补过的牙依然可能再次出现龋洞!

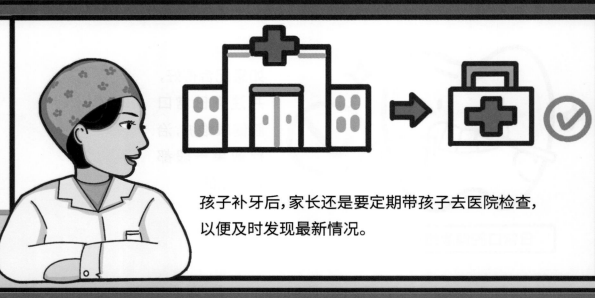

孩子补牙后,家长还是要定期带孩子去医院检查,以便及时发现最新情况。

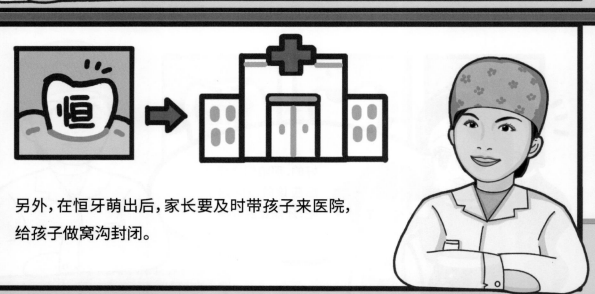

另外,在恒牙萌出后,家长要及时带孩子来医院,给孩子做窝沟封闭。

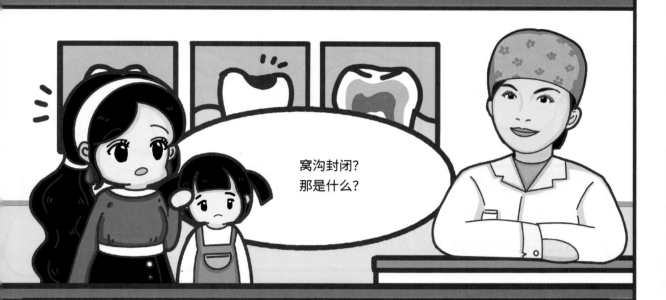

窝沟封闭?
那是什么?

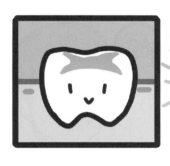

窝沟封闭是一种能够在牙齿上形成保护性屏障、预防窝沟龋的治疗手段。

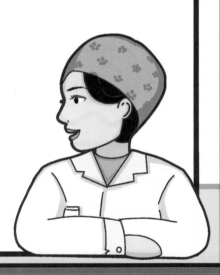

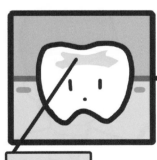

窝沟

牙齿表面有点隙裂沟,这些部位很容易嵌入食物,发生龋坏。

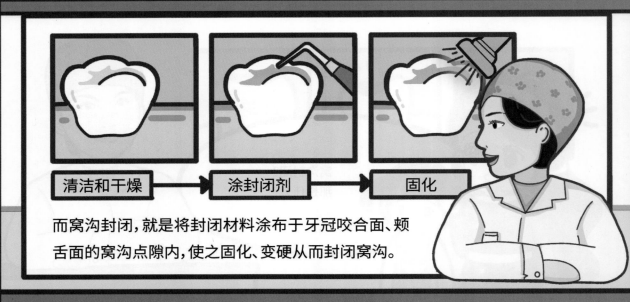

清洁和干燥 → 涂封闭剂 → 固化

而窝沟封闭，就是将封闭材料涂布于牙冠咬合面、颊舌面的窝沟点隙内，使之固化、变硬从而封闭窝沟。

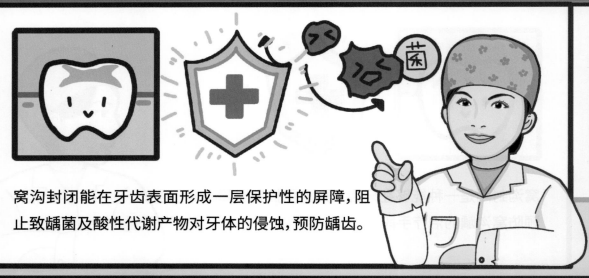

窝沟封闭能在牙齿表面形成一层保护性的屏障，阻止致龋菌及酸性代谢产物对牙体的侵蚀，预防龋齿。

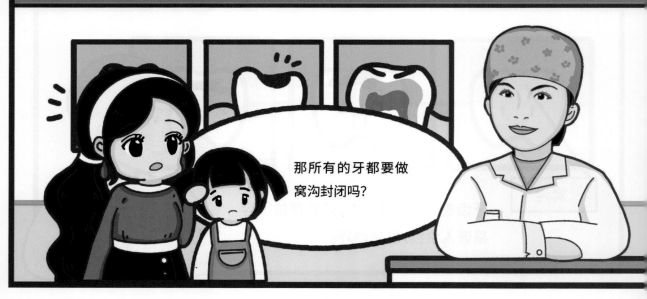

那所有的牙都要做窝沟封闭吗？

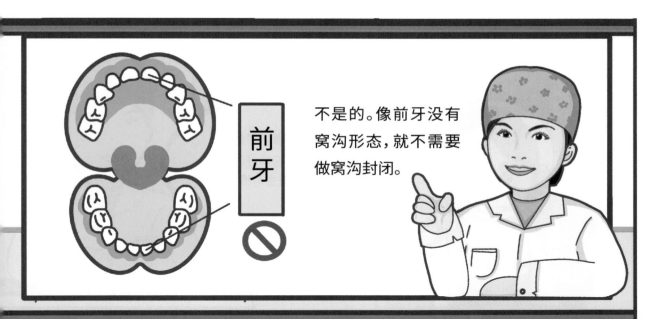

不是的。像前牙没有窝沟形态，就不需要做窝沟封闭。

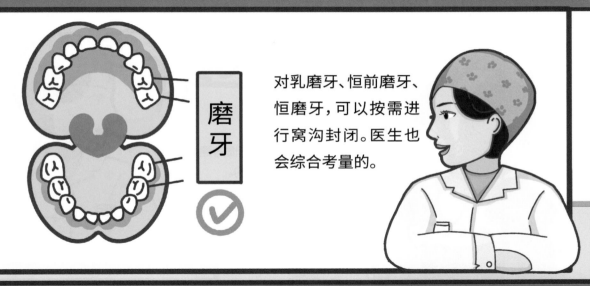

对乳磨牙、恒前磨牙、恒磨牙，可以按需进行窝沟封闭。医生也会综合考量的。

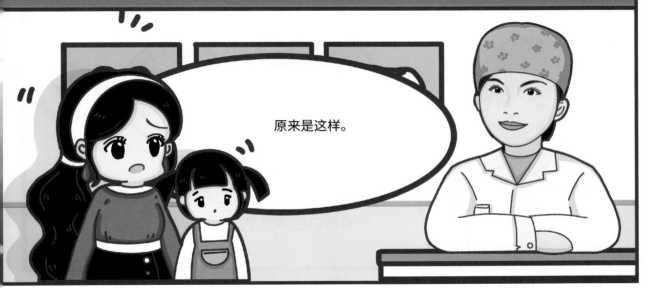

原来是这样。

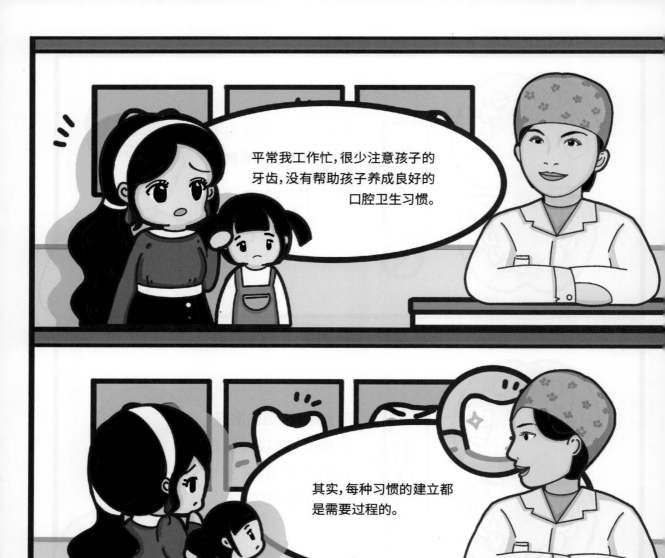

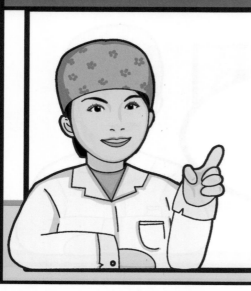
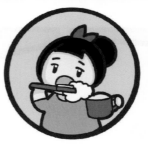
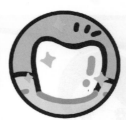
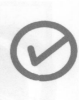

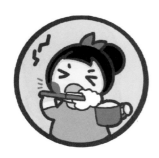
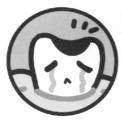
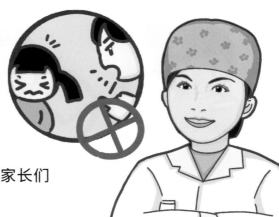

如果孩子的口腔卫生管理水平变差，家长们也不要直接批评、指责。

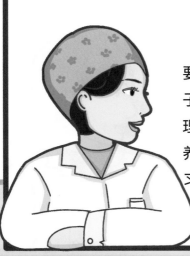
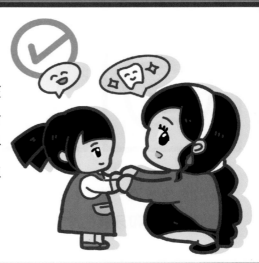

要充分考虑此阶段孩子出现逆反心理的合理性，耐心引导孩子养成良好的口腔卫生习惯。

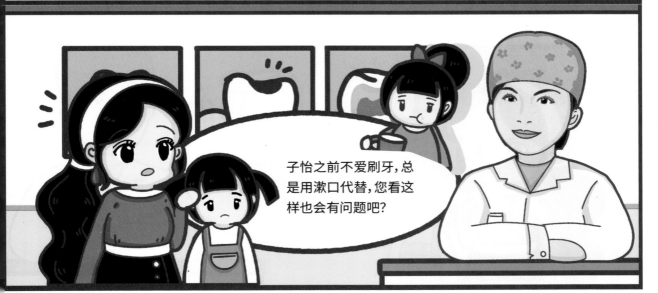

子怡之前不爱刷牙，总是用漱口代替，您看这样也会有问题吧？

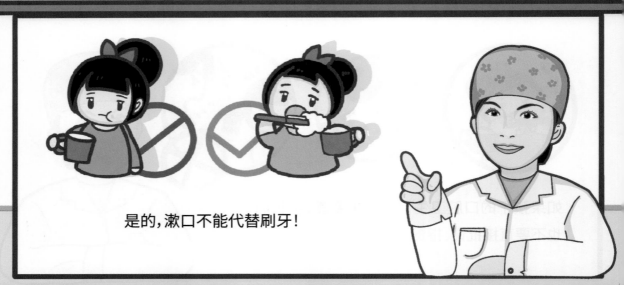

是的，漱口不能代替刷牙！

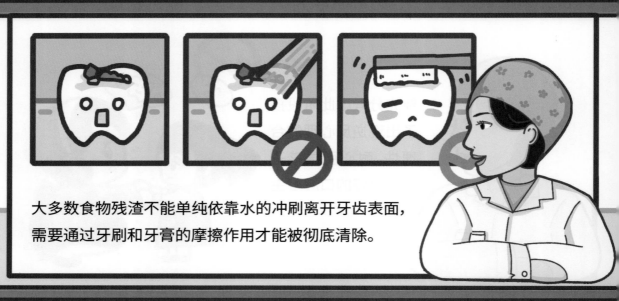

大多数食物残渣不能单纯依靠水的冲刷离开牙齿表面，需要通过牙刷和牙膏的摩擦作用才能被彻底清除。

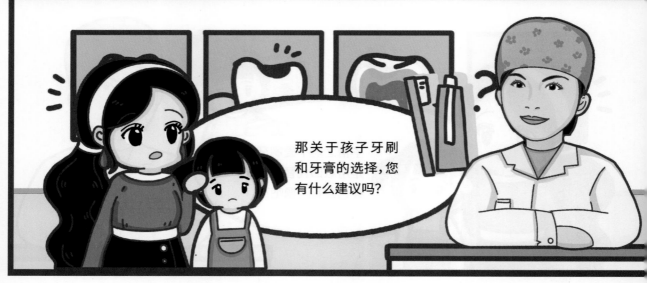

那关于孩子牙刷和牙膏的选择，您有什么建议吗？

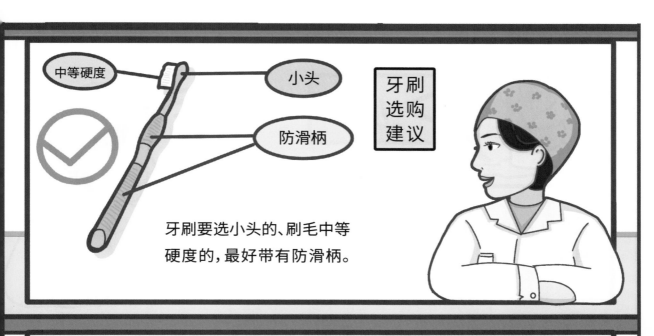

牙刷要选小头的、刷毛中等硬度的，最好带有防滑柄。

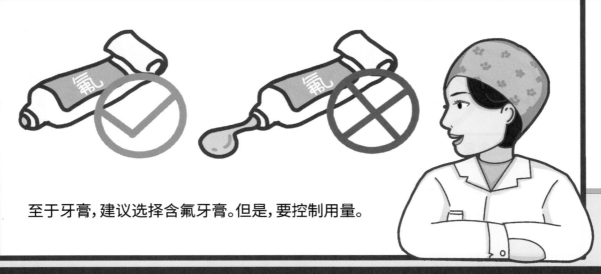

至于牙膏，建议选择含氟牙膏。但是，要控制用量。

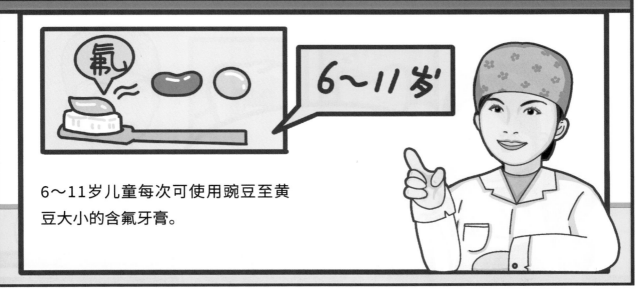

6～11岁儿童每次可使用豌豆至黄豆大小的含氟牙膏。

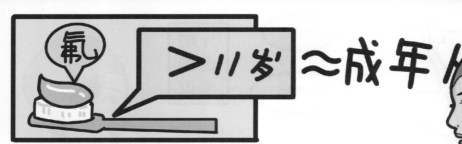
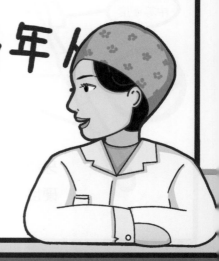

11岁以上的青少年与成年人的用量相当。

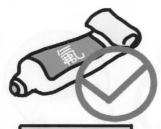
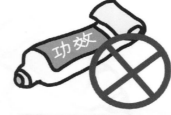

普通含氟牙膏 功效牙膏

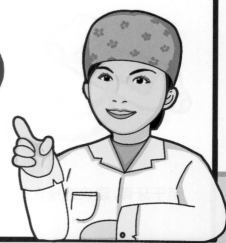

另外,家长无须刻意追求所谓的功效牙膏。所有牙膏都有增加摩擦力、起泡的基本作用。

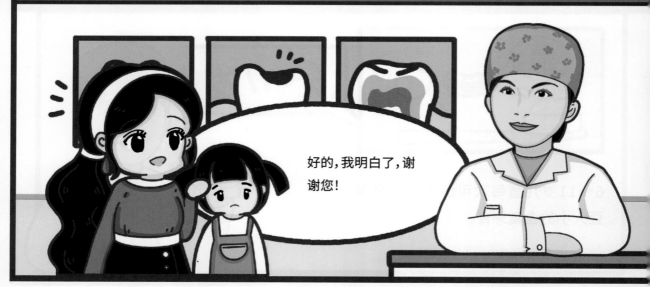

好的,我明白了,谢谢您!

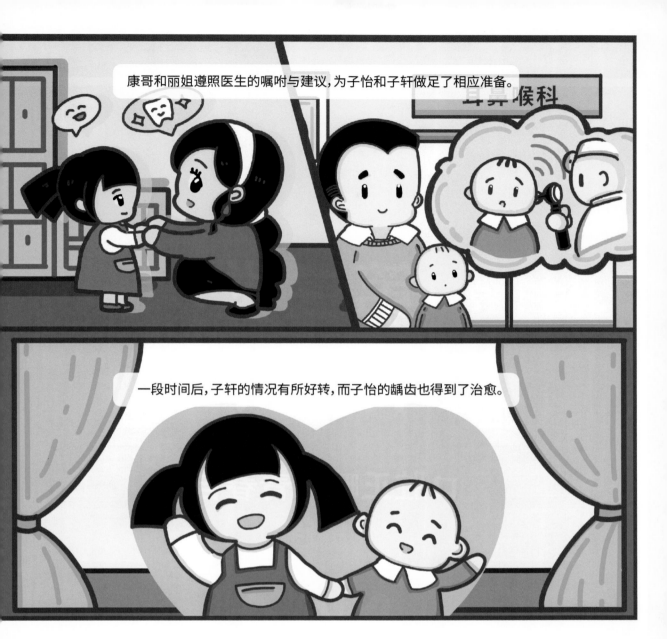

第三堂:
青少年

口腔正畸与青春自信

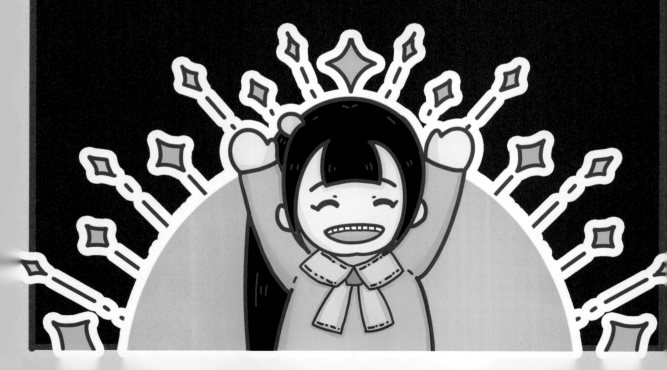

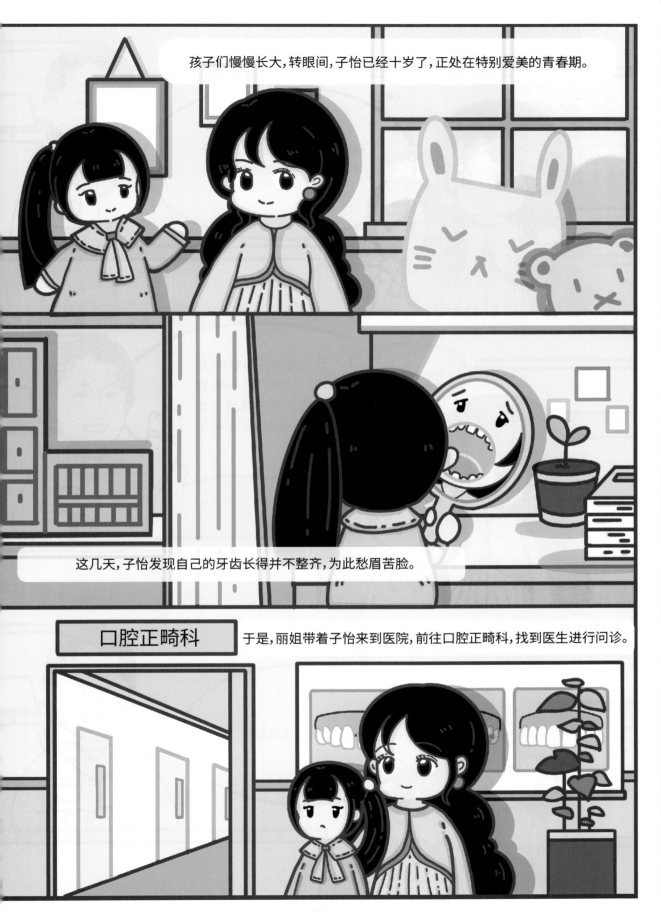

孩子们慢慢长大，转眼间，子怡已经十岁了，正处在特别爱美的青春期。

这几天，子怡发现自己的牙齿长得并不整齐，为此愁眉苦脸。

口腔正畸科　于是，丽姐带着子怡来到医院，前往口腔正畸科，找到医生进行问诊。

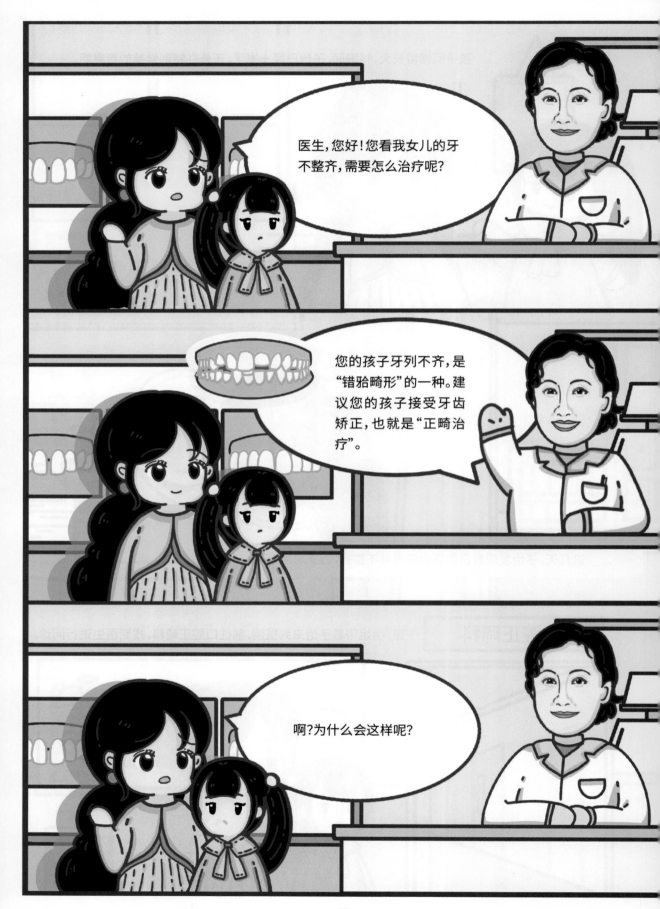

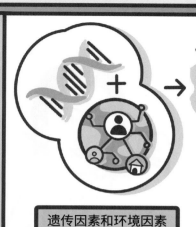

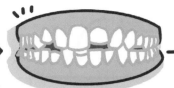

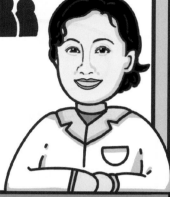

遗传因素和环境因素

其实,牙齿长得不整齐是比较常见的情况,主要是由遗传和环境两个因素导致的。

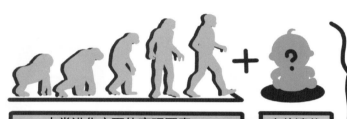

人类进化方面的宏观因素　　个体遗传

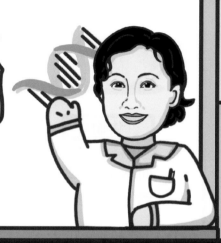

遗传因素,主要包括人类进化方面的宏观因素,和个体遗传上的微观因素。

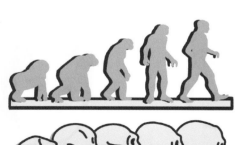

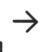

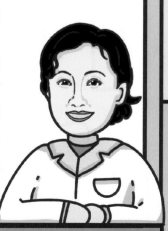

从人类进化方面的宏观因素来说,在人类不断进化的过程中,吃的食物由生到熟、由硬到软,咀嚼器官也发生了退化,颌骨有变小的趋势。

： 牙的数量退化最慢

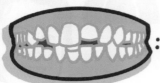 ： 牙齿拥挤错位

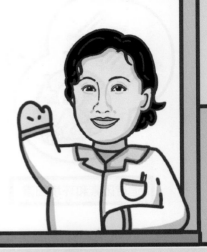

同时，牙齿数量也在减少，但这种退化并不均衡，牙数量退化的速度要慢于颌骨。因此，现代人普遍存在牙齿拥挤错位的现象。

个体遗传

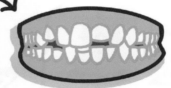

错𬌗畸形

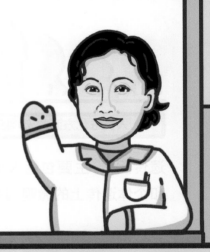

而从个体遗传上的微观因素来说，个体遗传发育也可能会导致错𬌗畸形。

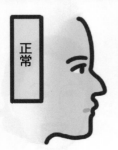
正常

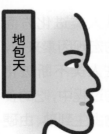
地包天

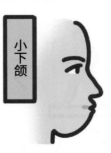
小下颌

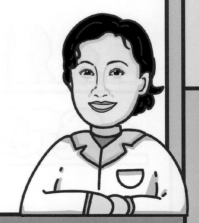

比如地包天、小下颌的患者，他们的父母可能也会有相似的面形表现。

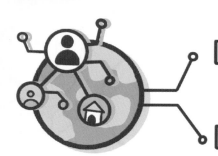 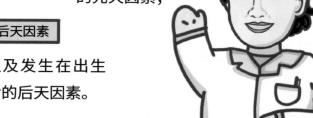

先天因素

后天因素

环境因素

至于环境因素,则包括发生在出生前的先天因素;

以及发生在出生后的后天因素。

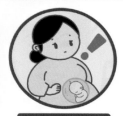 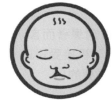 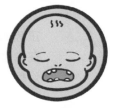 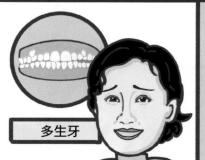

孕期因素　　　唇腭裂　　　先天缺牙　　　多生牙

比如在出生前,母亲孕期营养代谢异常、孕期外伤及产伤等,可造成胎儿唇腭裂、先天缺牙、多生牙、颌骨发育异常等情况。

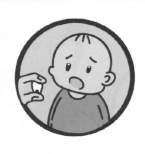 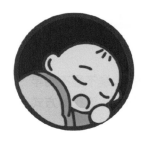 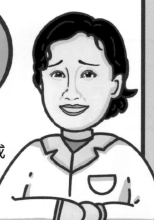

又比如在出生后,儿童乳牙替换太早或太晚、习惯咬手指或张口呼吸等,也会造成儿童牙列不齐,甚至颌骨发育畸形。

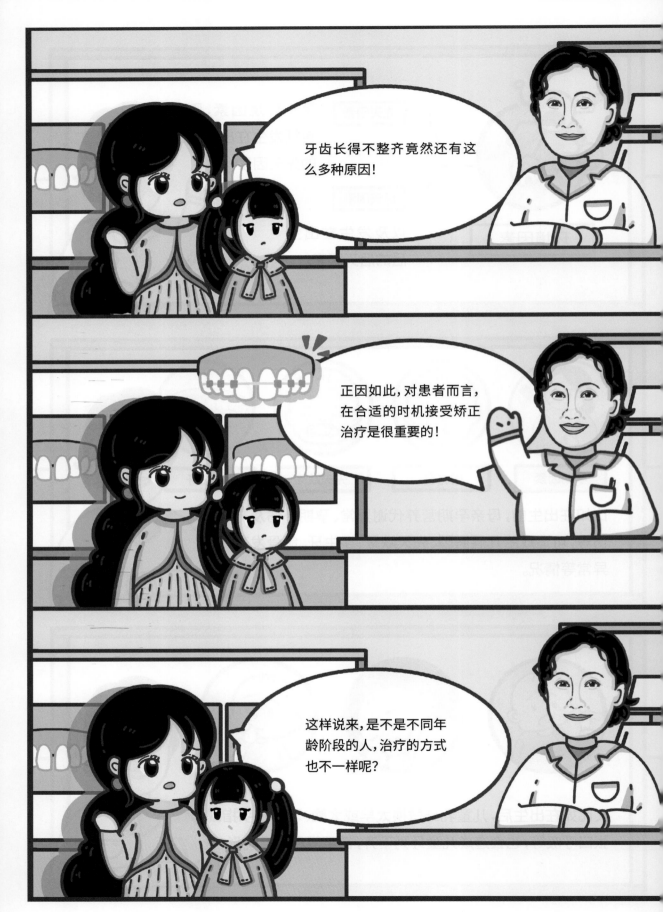

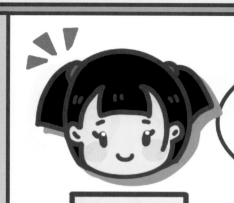
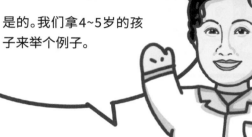

是的。我们拿4~5岁的孩子来举个例子。

4~5岁

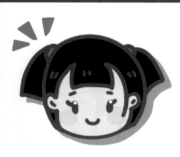
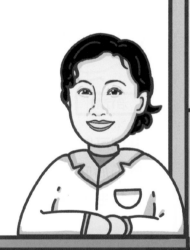

有些4~5岁的孩子，会出现前牙反𬌗情况，也就是俗称的"地包天"。

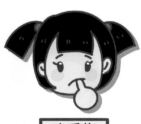
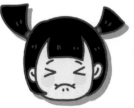
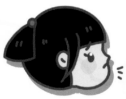
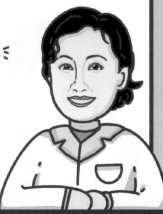

咬手指　　咬上唇　　伸下颌

这些孩子多半会存在某些不良习惯，比如咬手指或上唇、吐舌、有意前伸下颌等。

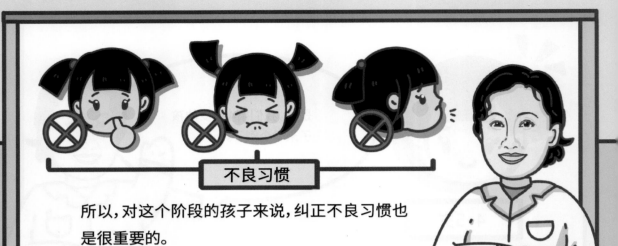

不良习惯

所以,对这个阶段的孩子来说,纠正不良习惯也是很重要的。

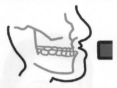 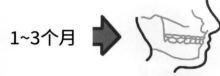

治疗前　　　　治疗后

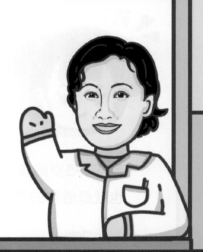

我们可以用1~3个月的时间建立上下颌骨正确的前后向关系,同时纠正不良习惯,引导颌骨正常生长,来对这样的情况进行治疗。

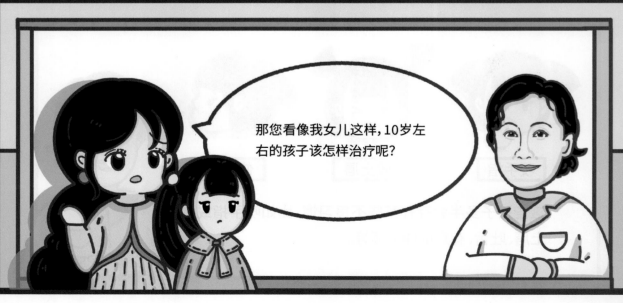

那您看像我女儿这样,10岁左右的孩子该怎样治疗呢?

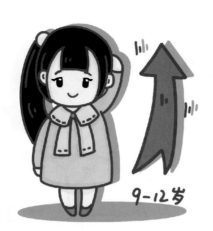

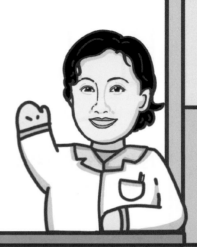

像您女儿这种年龄在9~12岁的孩子，正处在儿童青春发育高峰期，通常前磨牙已替换完成。

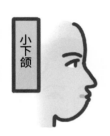
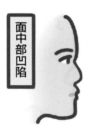
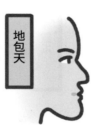
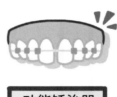
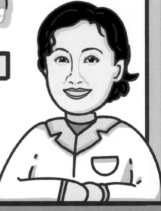

对于某些颌骨发育畸形的患者，如下颌后缩（小下颌）、上颌发育不足（面中部凹陷）、伴下颌发育过度（地包天）可以通过佩戴功能矫治器来治疗。

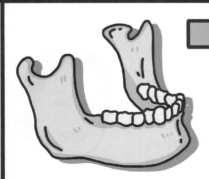
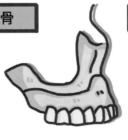
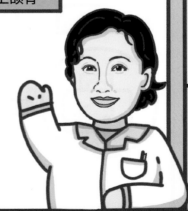

值得注意的是，颌骨的生长趋势是无法被改变的！

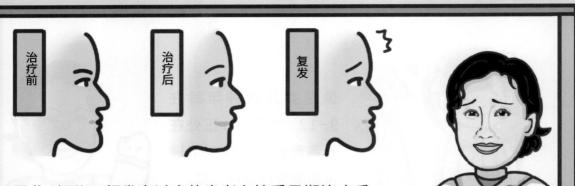

因此，部分下颌发育过度的患者在接受早期治疗后，前牙可能会再次出现，且这种"复发"是很难预测的。

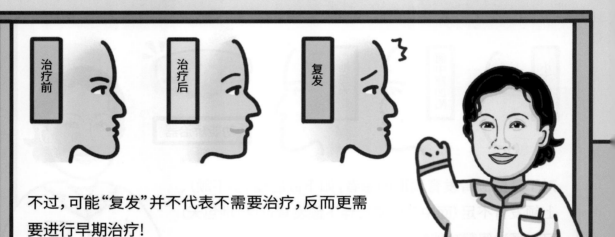

不过，可能"复发"并不代表不需要治疗，反而更需要进行早期治疗！

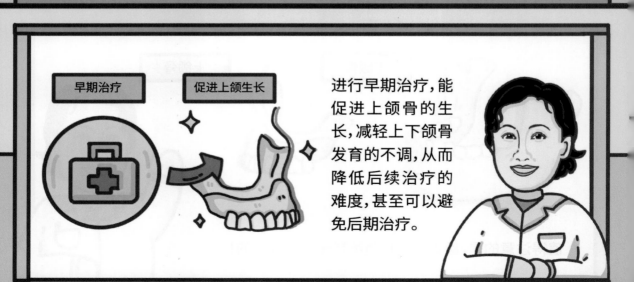

进行早期治疗，能促进上颌骨的生长，减轻上下颌骨发育的不调，从而降低后续治疗的难度，甚至可以避免后期治疗。

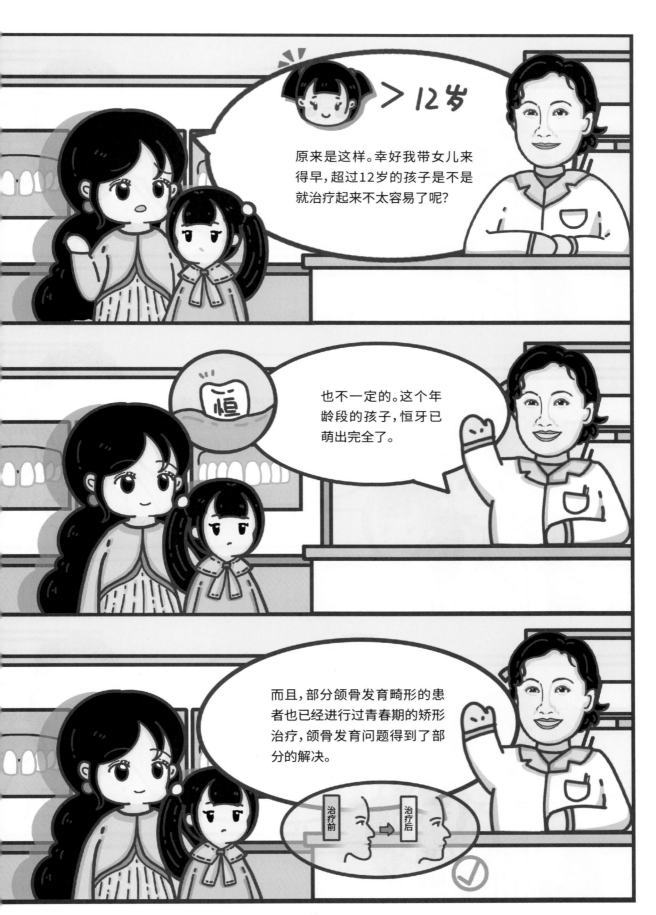

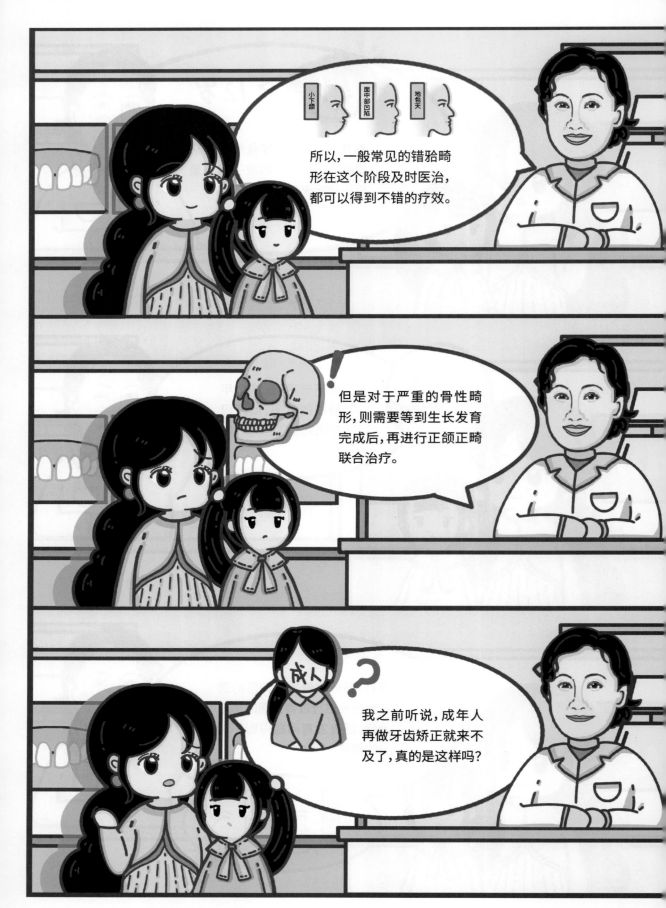

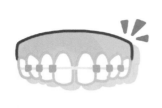

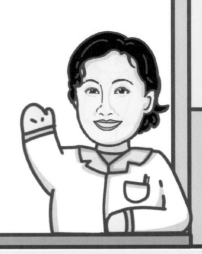

其实从理论上来说，牙齿矫正没有严格的年龄限制，但对于成人来说，牙齿矫正存在很多特殊性。

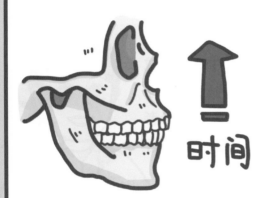
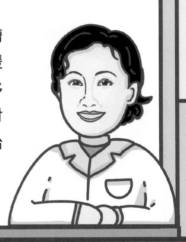

比如，成人牙槽骨改建相对缓慢，因此牙齿移动速度会相对缓慢，需要的治疗时间较长。

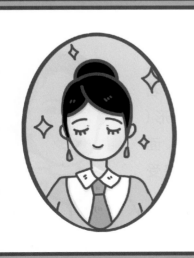
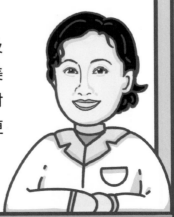

又比如，成年人由于工作及社会活动的需求，对正畸美观的要求往往更高，因此，对于矫治器的"隐蔽性"也有更高的要求。

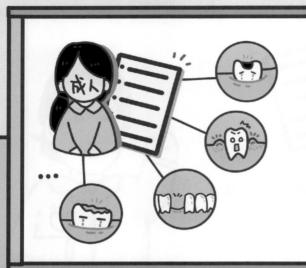
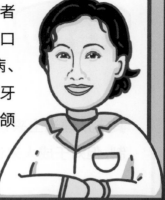

而且，成年人患者往往伴有其他口腔问题，如龋病、牙周病、缺牙、牙齿磨耗及颞下颌关节疾病等。

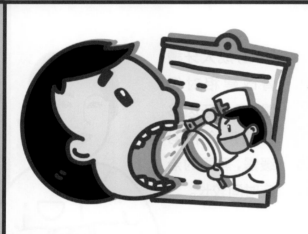

因此，在开始对成年人的正畸治疗前，需要先对患者的口腔问题进行综合评估。

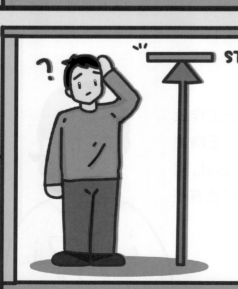

STOP

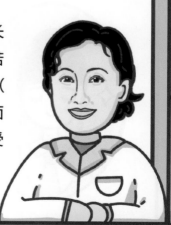

由于成年患者的生长发育已经基本停止，若存在严重的骨骼畸形（如地包天、小下颌、面部偏斜），则需要接受正颌正畸联合治疗。

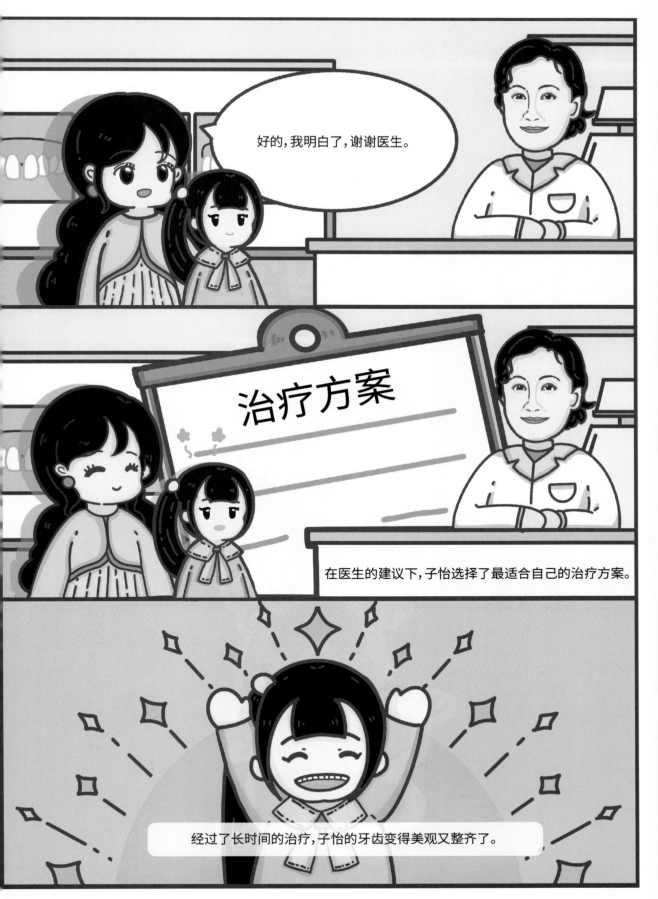

第四堂：
中青年

痛风与饮食的因果溯源

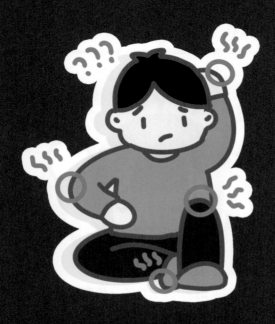

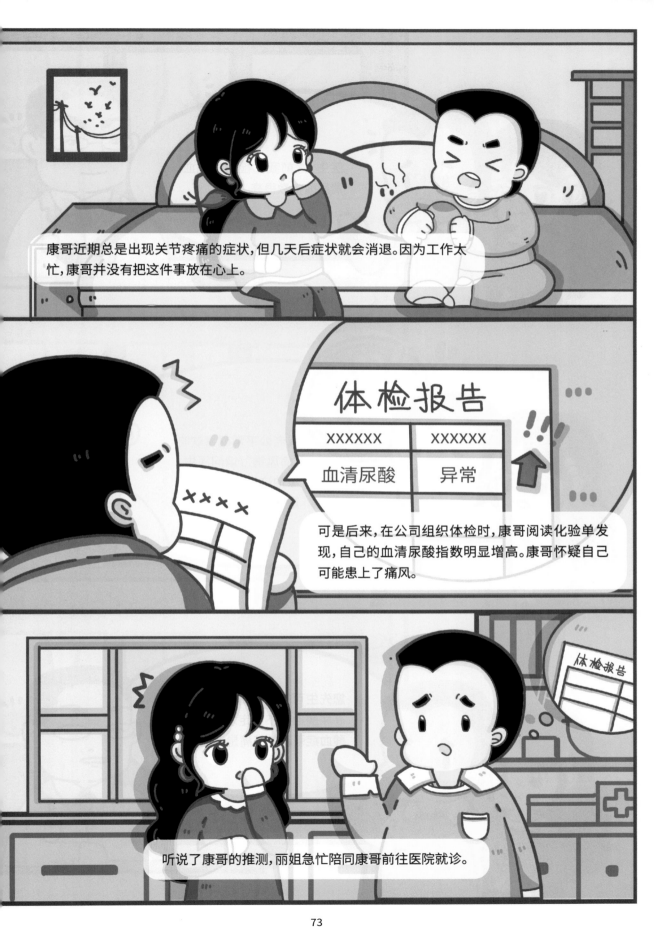

康哥近期总是出现关节疼痛的症状，但几天后症状就会消退。因为工作太忙，康哥并没有把这件事放在心上。

体检报告

XXXXXX	XXXXXX
血清尿酸	异常

可是后来，在公司组织体检时，康哥阅读化验单发现，自己的血清尿酸指数明显增高。康哥怀疑自己可能患上了痛风。

听说了康哥的推测，丽姐急忙陪同康哥前往医院就诊。

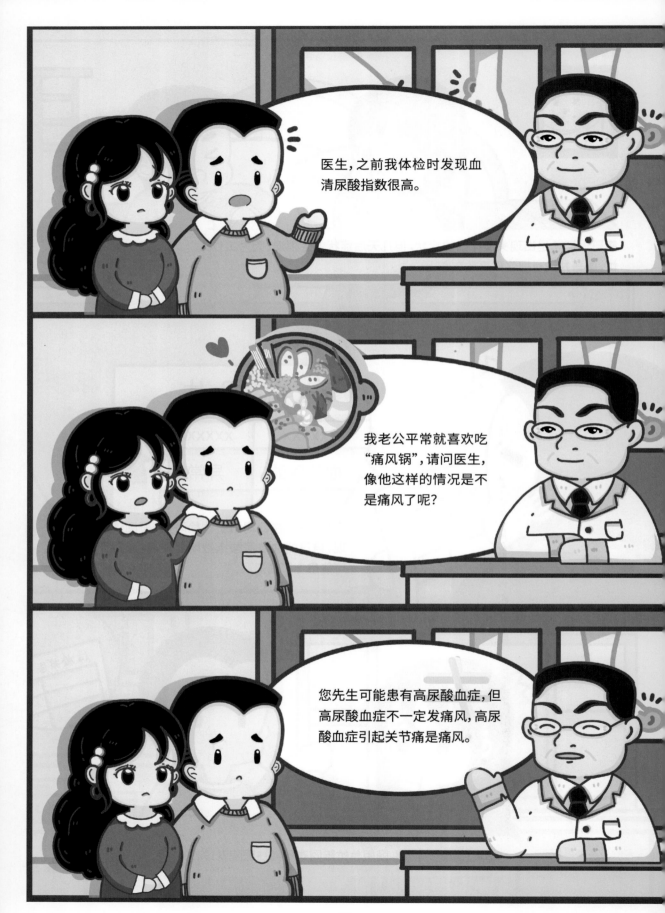

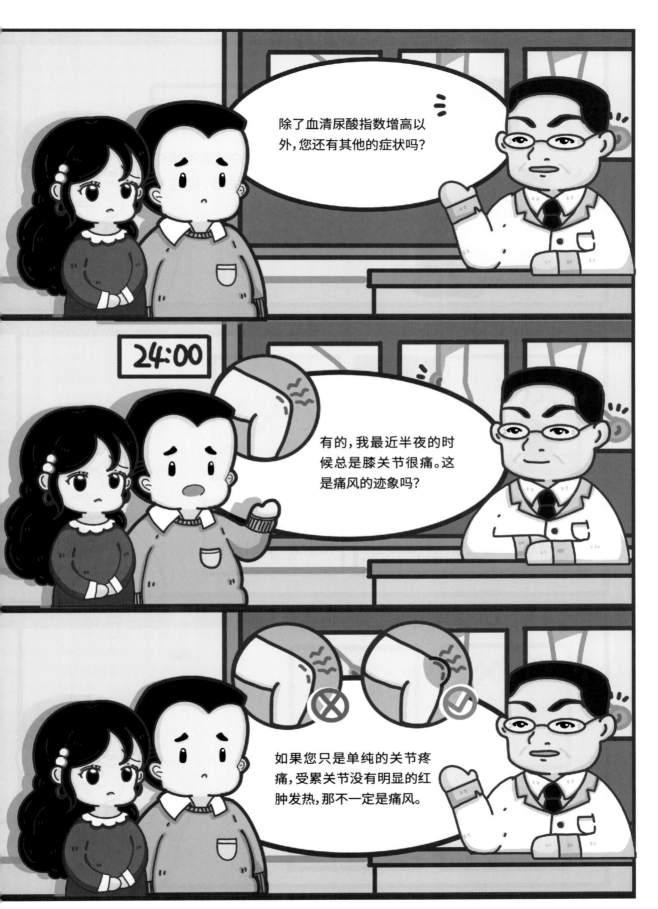

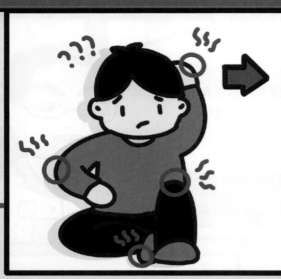

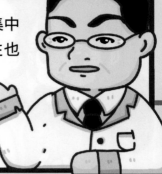

不集中, 多部位

如果您疼痛的位置不集中并累及多个关节, 往往也不是痛风发作。

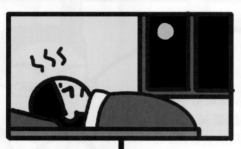

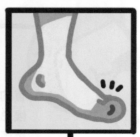

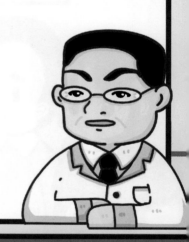

痛风的发作具有"急性发作"的显著特点。它常在夜间突然发生。

常发部位是下肢大拇指第一跖趾关节

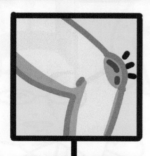

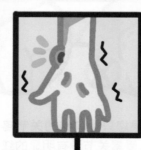

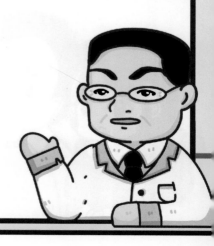

疼痛的关节会红肿发热;

局部皮肤发亮, 触痛明显。

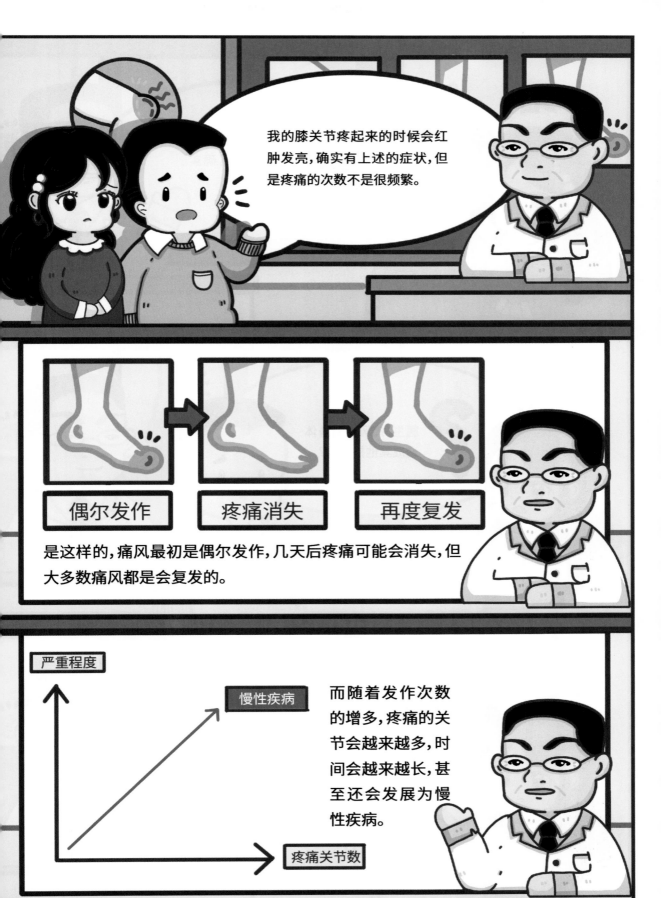

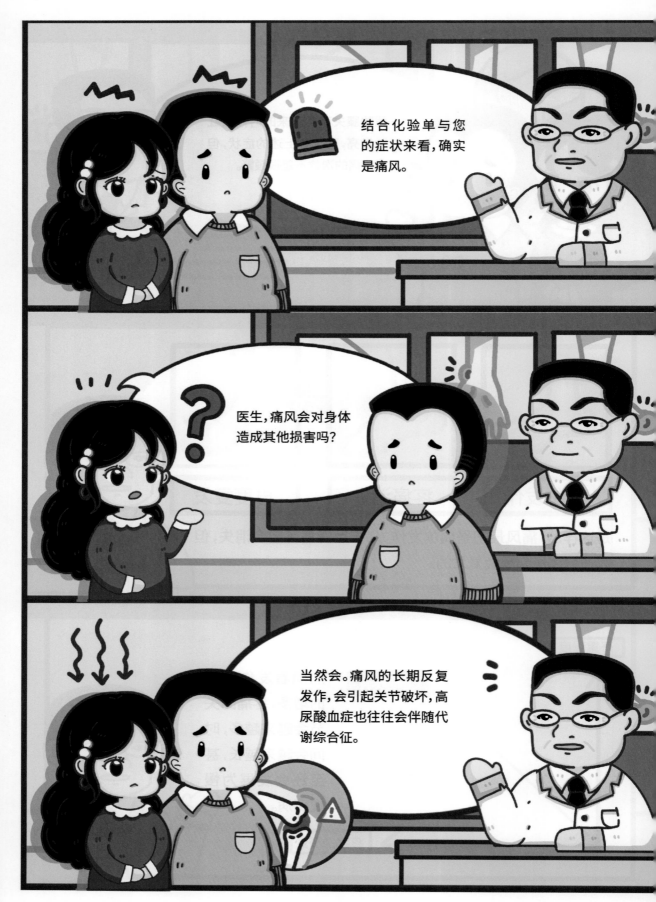

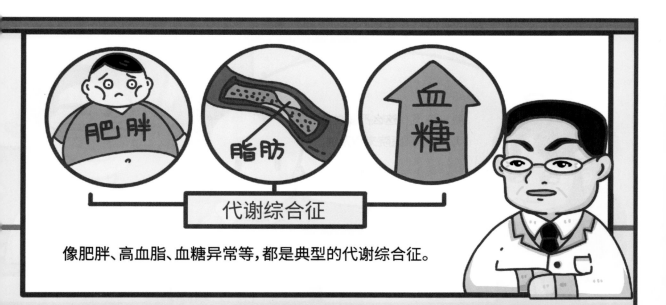

代谢综合征

像肥胖、高血脂、血糖异常等，都是典型的代谢综合征。

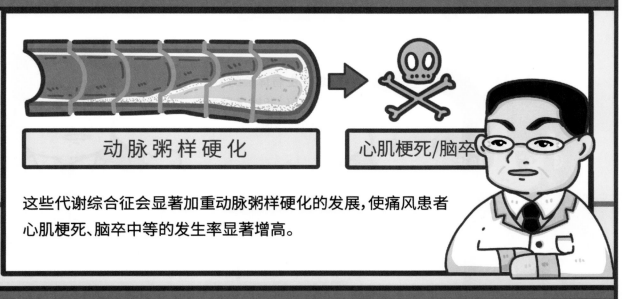

动脉粥样硬化

心肌梗死/脑卒

这些代谢综合征会显著加重动脉粥样硬化的发展，使痛风患者心肌梗死、脑卒中等的发生率显著增高。

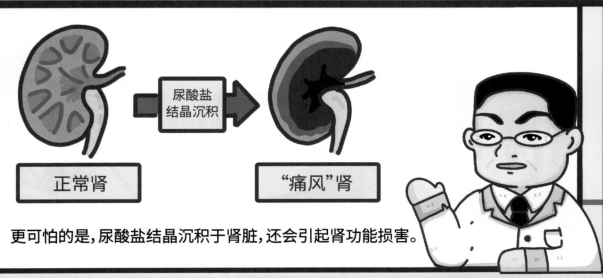

正常肾

"痛风"肾

更可怕的是，尿酸盐结晶沉积于肾脏，还会引起肾功能损害。

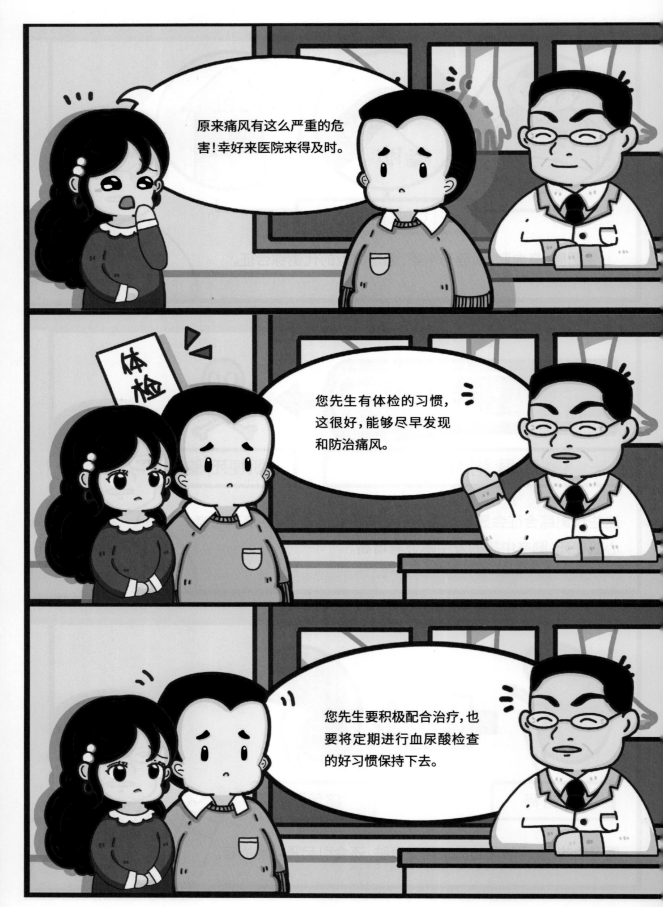

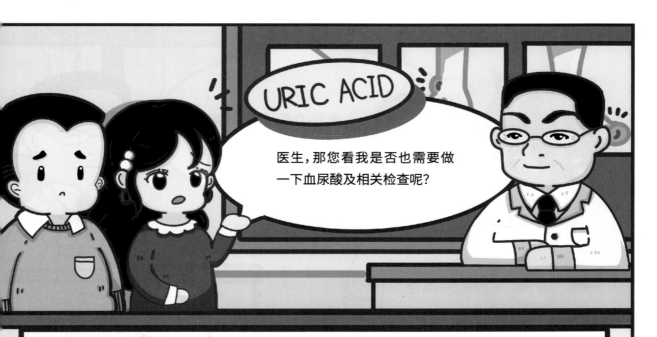

医生，那您看我是否也需要做一下血尿酸及相关检查呢？

高嘌呤饮食

如果您的饮食与生活习惯和您先生类似，建议您也可以查一查。

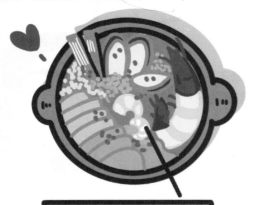

"痛风锅"

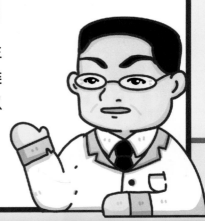

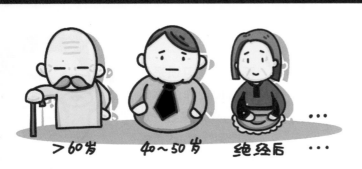

>60岁　40~50岁　绝经后　…

如果家里有60岁以上的老年人、肥胖的中年男性、绝经期后的女性、肾结石患者、未明原因关节炎患者，最好也要做血尿酸定期检查。

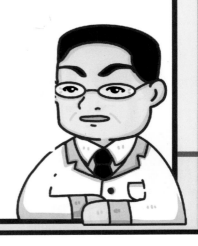

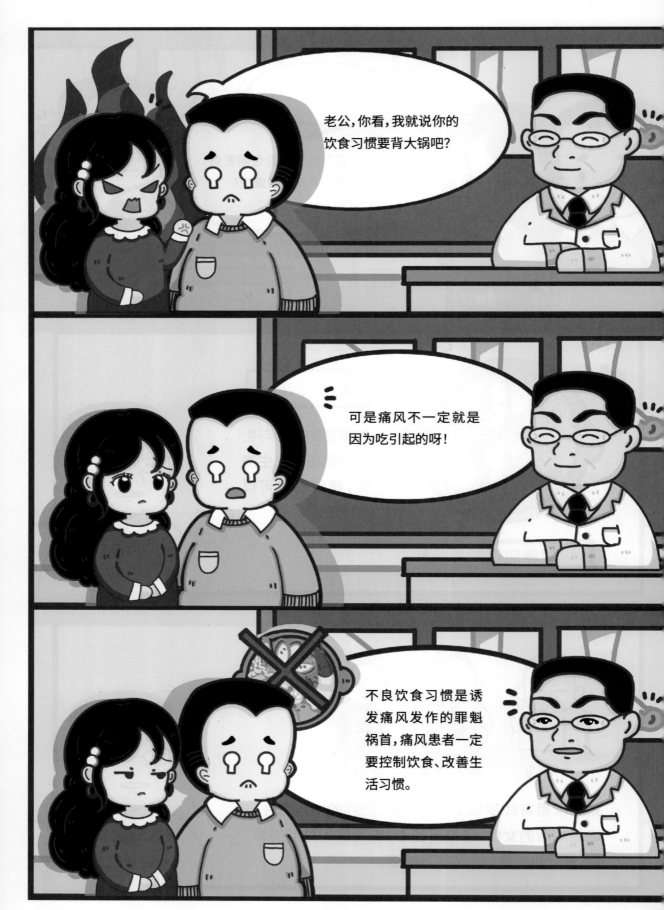

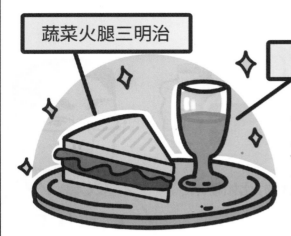

蔬菜火腿三明治

鲜榨橙汁

像您这样的情况，我给您几点健康饮食的建议。

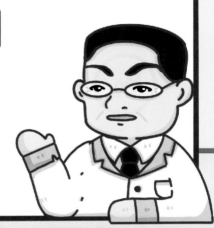

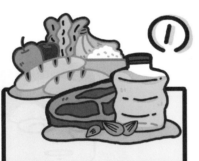

①

第一，要供给足量的碳水化合物和脂肪。

②

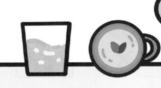

在对心肾没有不利影响的情况下，应当多喝水，或者喝一些利尿的降酸茶。

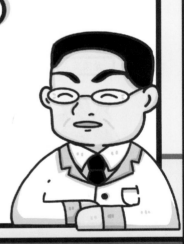

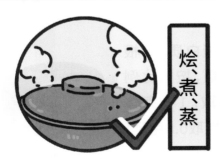

烩、煮、蒸

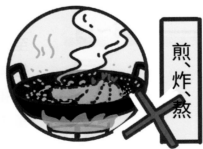

煎、炸、熬

食物的烹调方法多用烩、煮、蒸等，少用煎、炸、熬。食物应尽量易消化。

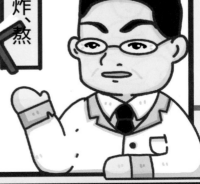

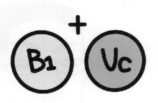

在食物的选择上

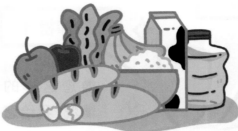

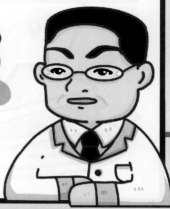

要多选用富含维生素B₁及维生素C的食物,比如粳米、面、馒头、牛奶、鸡蛋、水果及各种植物油。

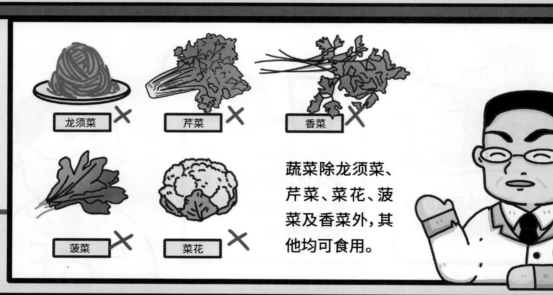

龙须菜 ✕　芹菜 ✕　香菜 ✕

菠菜 ✕　菜花 ✕

蔬菜除龙须菜、芹菜、菜花、菠菜及香菜外,其他均可食用。

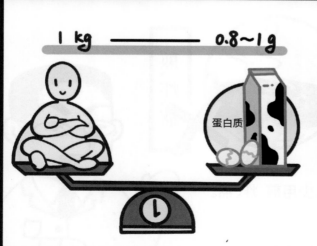

至于蛋白质,可根据体重,按照比例来摄取。1千克体重应摄取0.8克至1克的蛋白质,并以牛奶、鸡蛋为主。

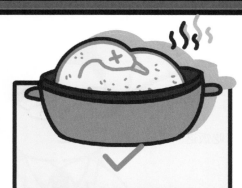

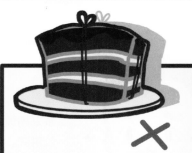

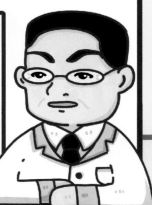

如果是瘦肉、鸡鸭肉等，应该煮沸后去汤食用

避免吃炖肉或卤肉。少吃脂肪。

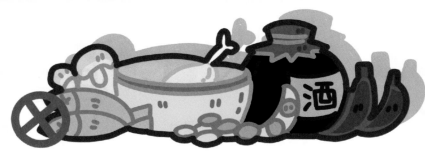

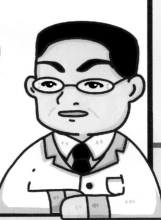

对痛风患者来说，动物内脏、海鲜、鸡汤、肉汤、豌豆、扁豆、蘑菇等食物，还有酒、浓茶及辣味品等，都不能再吃了。

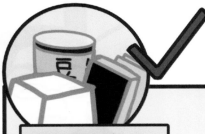

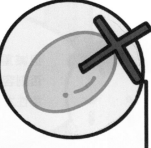

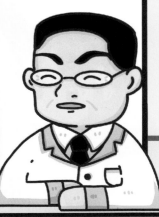

需要强调的是：

痛风患者在控制好尿酸后，可适量食用豆腐、豆皮及豆干、豆浆等；

但不宜食用整粒豆子。

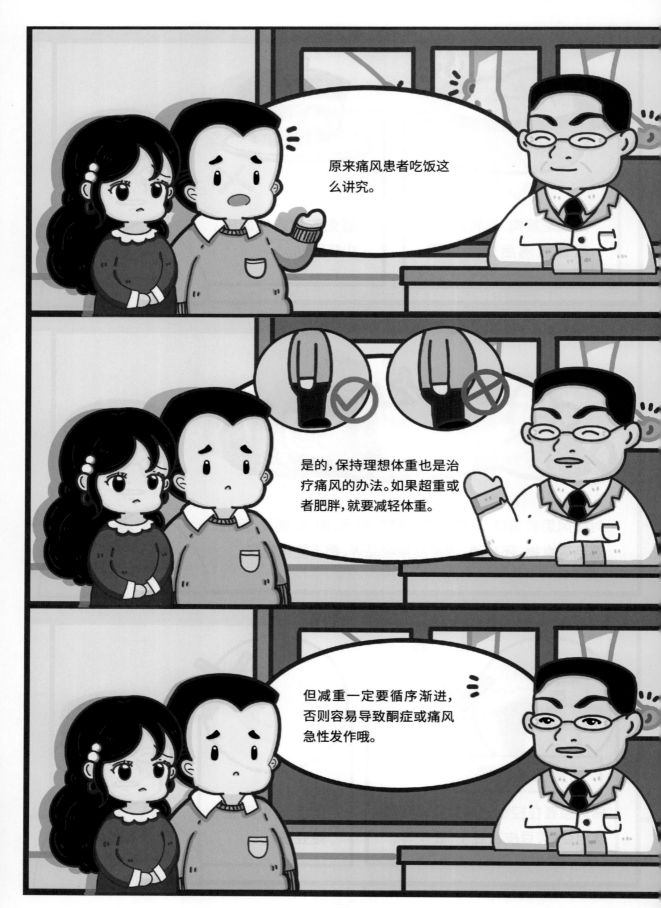

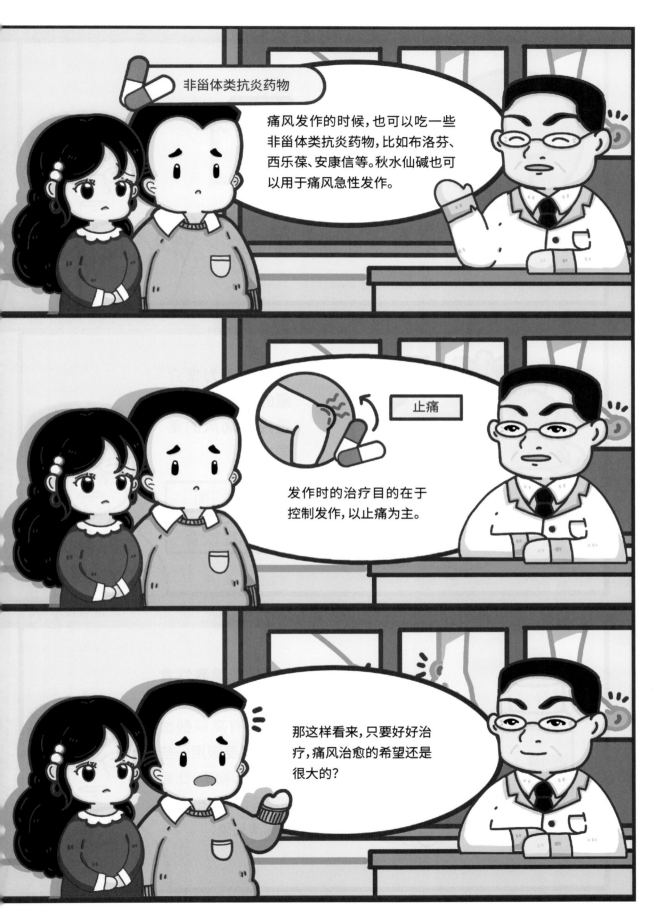

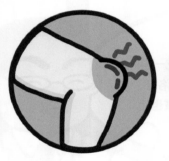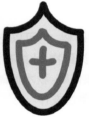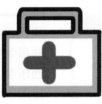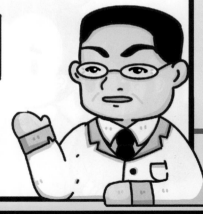

其实,痛风是不能被治愈的,但可以被控制和预防。

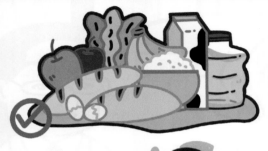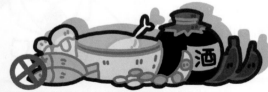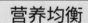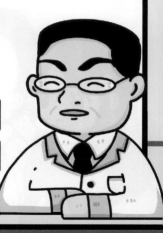

像我刚刚为您介绍的饮食建议,就是控制痛风的重要方法。

营养均衡

低嘌呤饮食

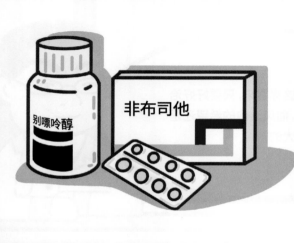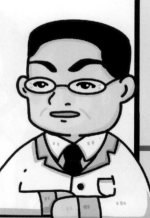

别嘌呤醇

非布司他

但如果您单靠饮食无法控制痛风发作,而且还有高尿酸血症,就需要服用一些降尿酸药物了,比如别嘌呤醇、非布司他和苯溴马隆。

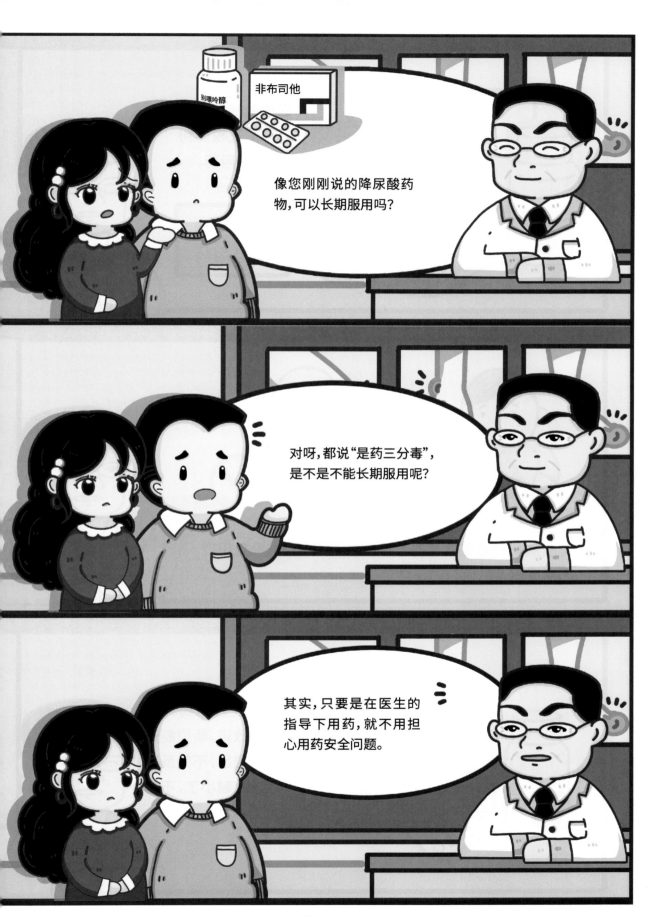

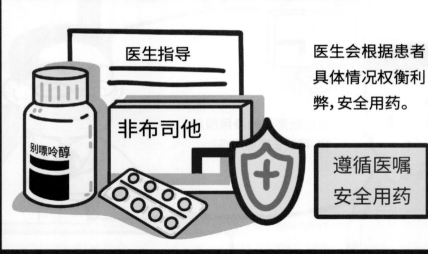

医生指导

非布司他

别嘌呤醇

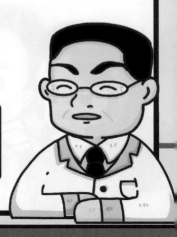

医生会根据患者具体情况权衡利弊,安全用药。

遵循医嘱
安全用药

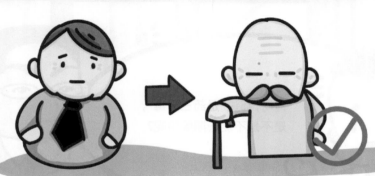

有些痛风患者甚至终身服用降尿酸药物,也没有出现不良反应。

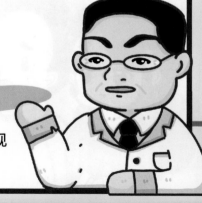

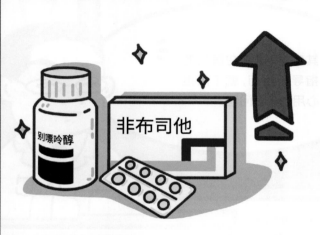

非布司他

别嘌呤醇

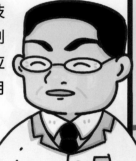

况且现在制药科技不断改进,新型制剂不断推出,不良反应也越来越小了,不用太担心。

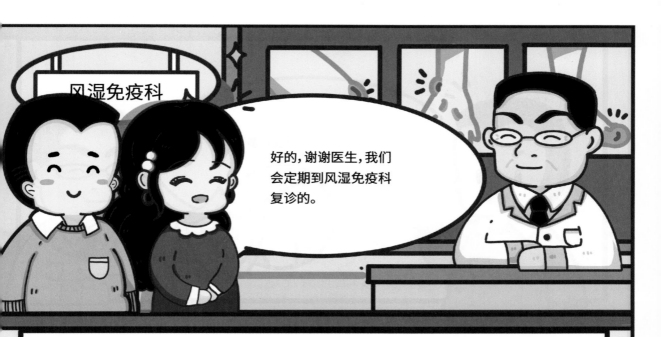

风湿免疫科

好的，谢谢医生，我们会定期到风湿免疫科复诊的。

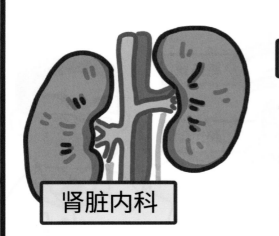

肾脏内科

血清尿酸检验

你们也可以选择肾脏内科，血清尿酸是肾功能生化检验中的一项，肾脏内科的医生们对此已经习以为常了。

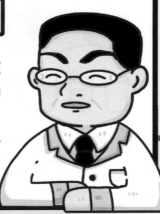

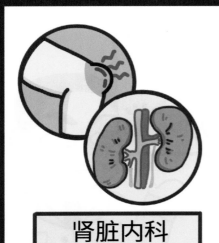

肾脏内科

同时，肾脏内科医生对肾功能不全患者如何用药也很熟悉，自然会同时兼顾药物疗效及肾功能的保护。

总之，肾脏内科医生也有能力治疗痛风，还擅长保护患者的肾功能。您与您先生也可以选择肾脏内科来治疗痛风。

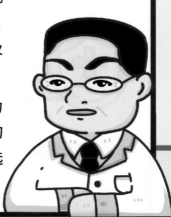

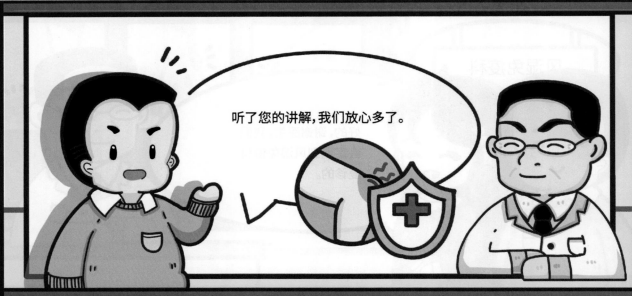

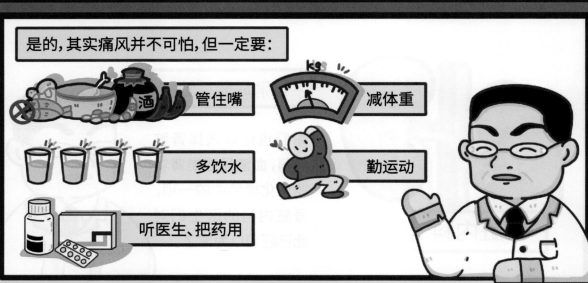

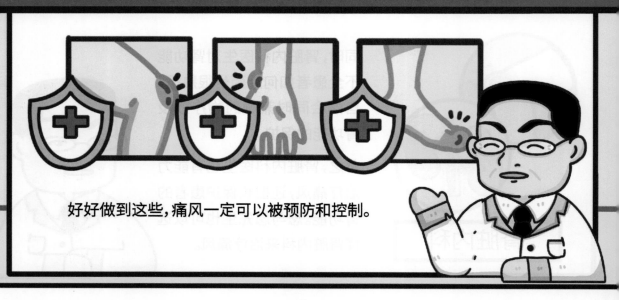

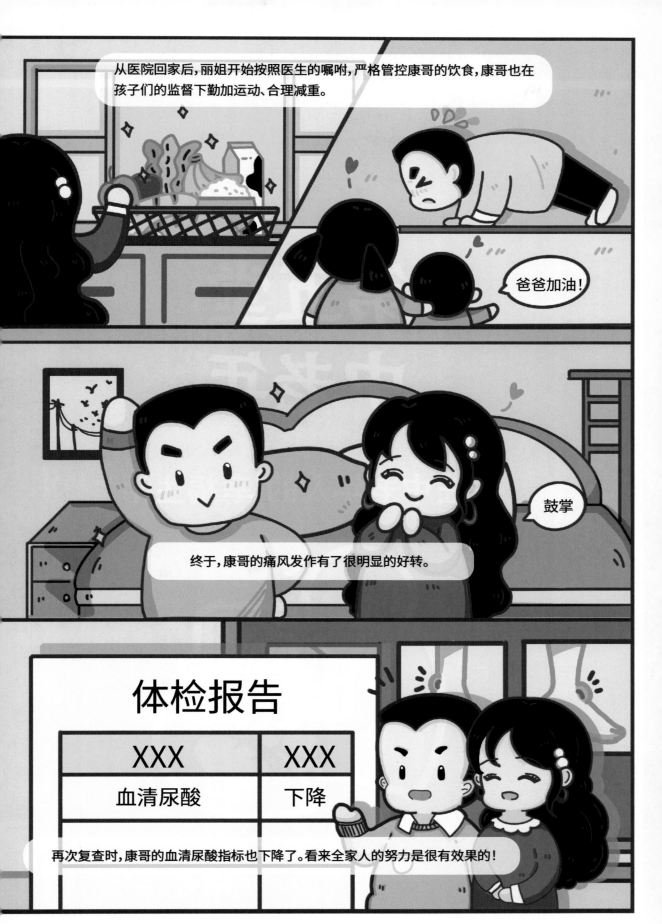

第五堂:
中老年

关注中老年人的"幸福生活"

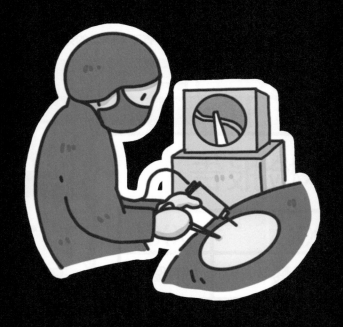

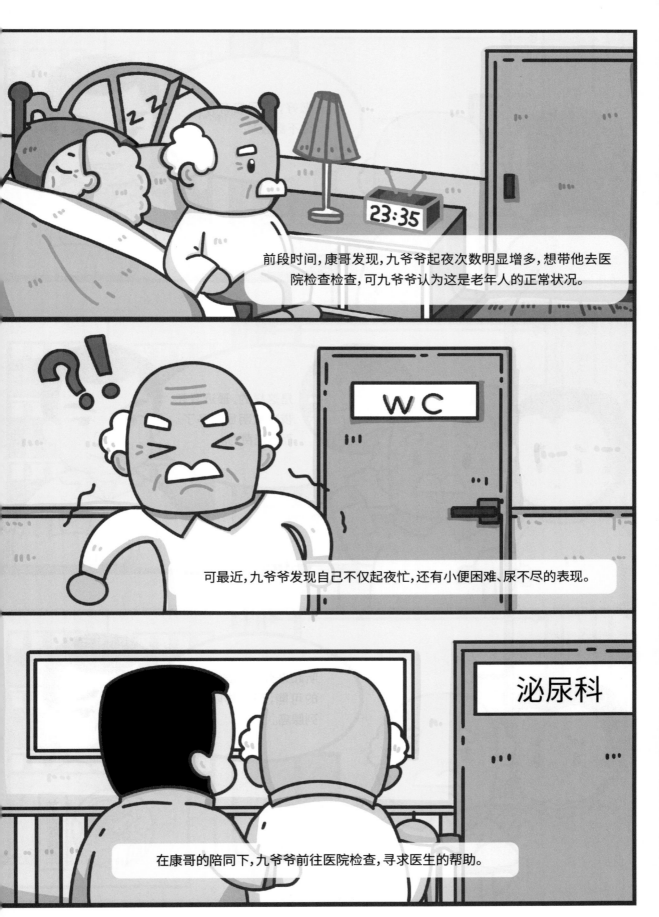

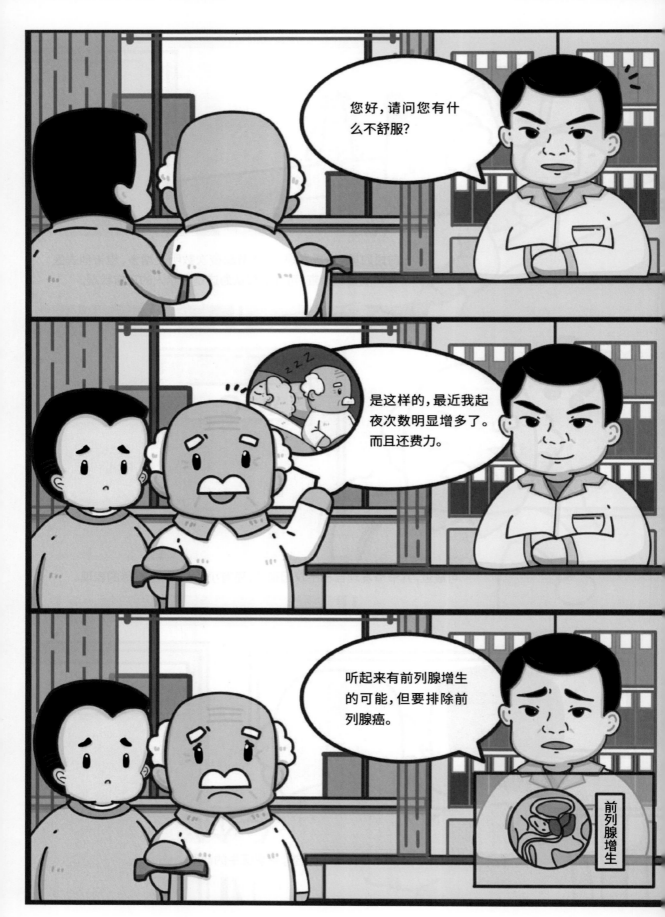

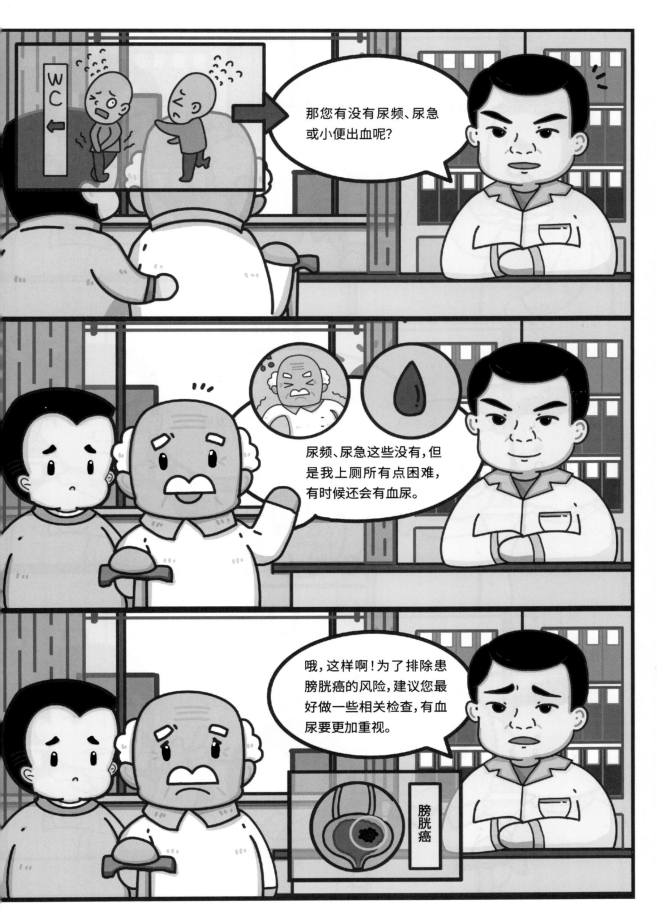

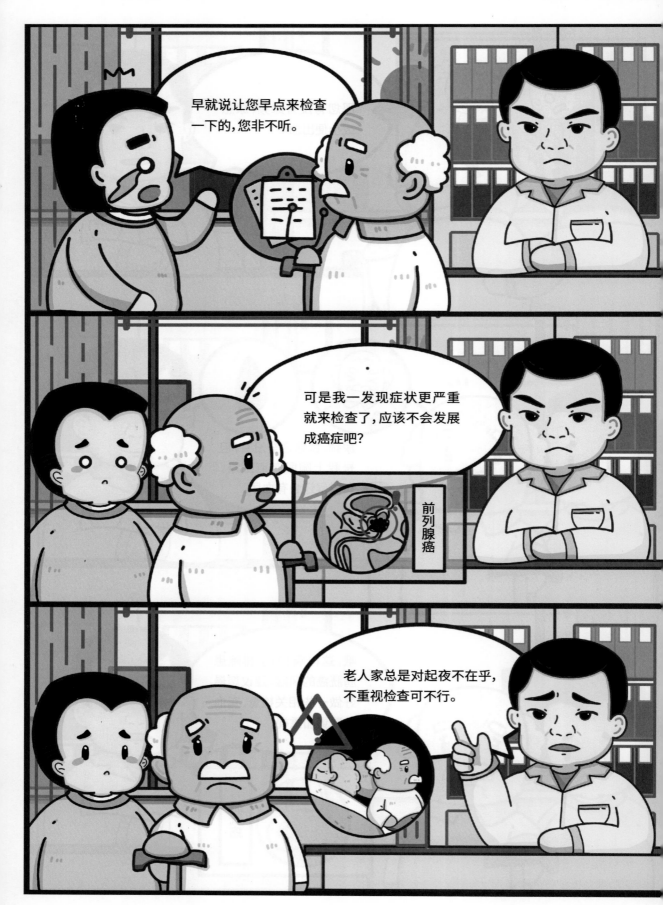

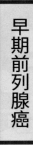
早期前列腺癌

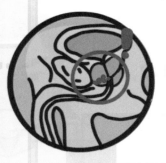
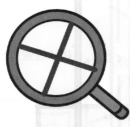
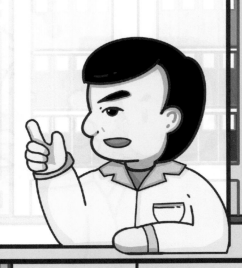

您不知道，早期前列腺癌往往是难以发现的。
很难与前列腺增生相区别，很多往往是体检发现的。

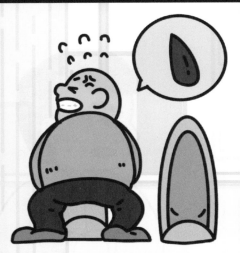

当前列腺癌患者出现
排尿困难、血尿等症状
时，有些可能已经发展
到了中晚期。

前列腺癌中晚期

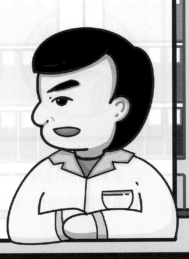

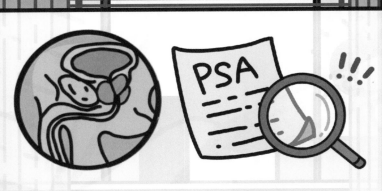

您最好先做一个PSA检查。

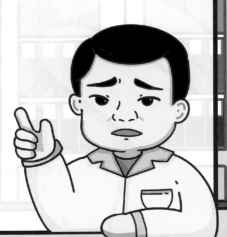

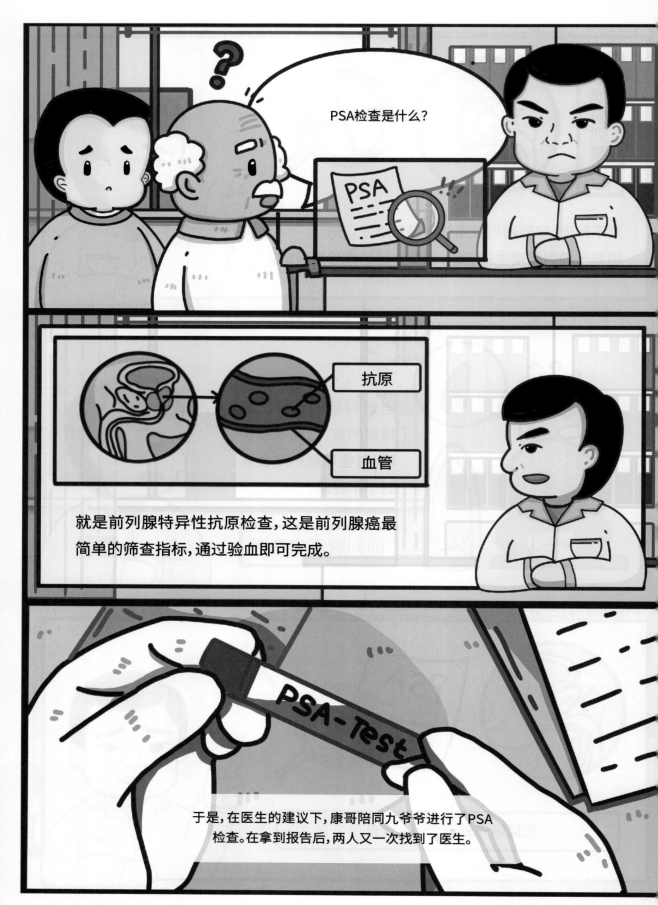

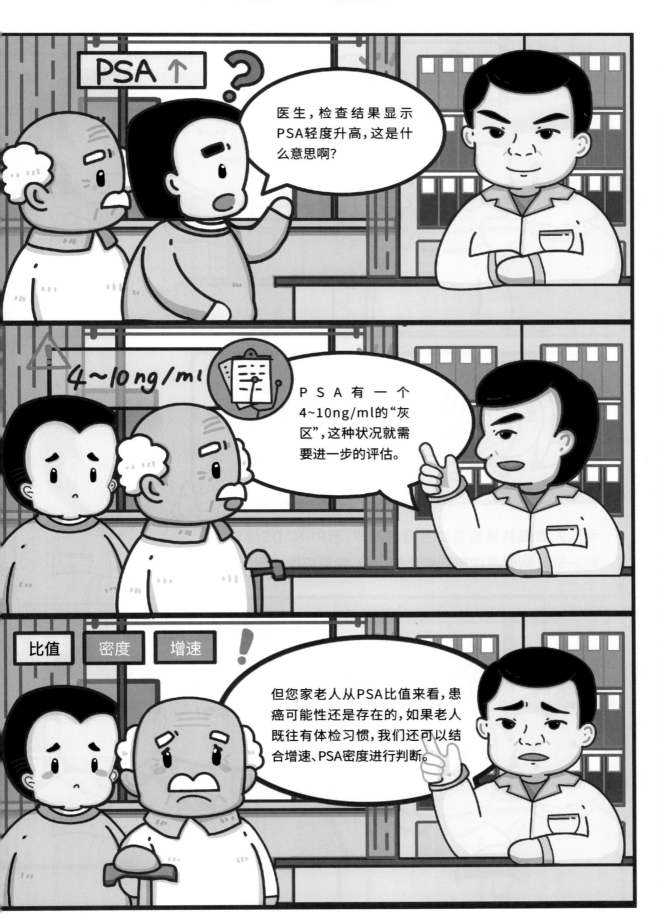

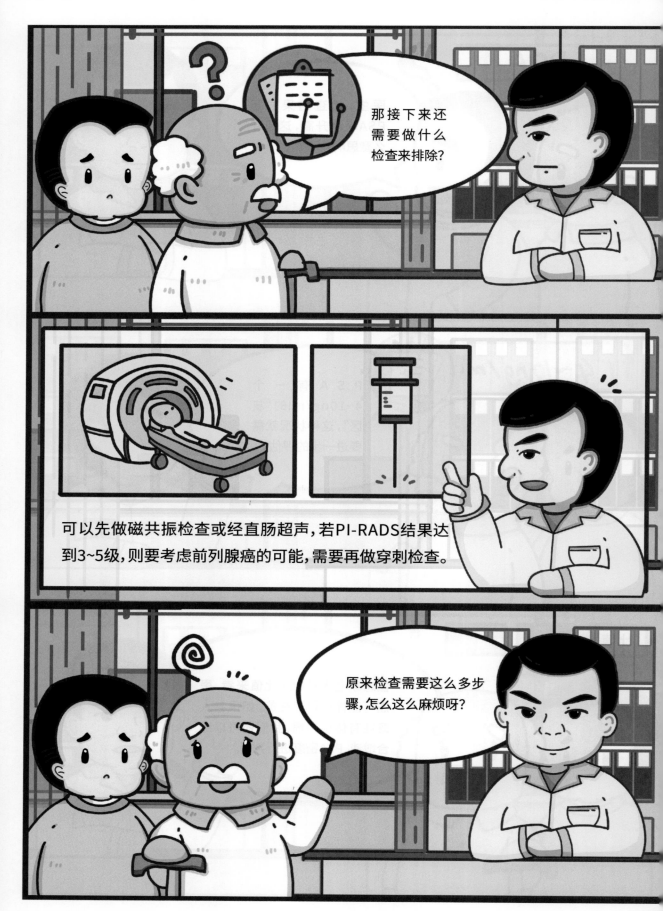

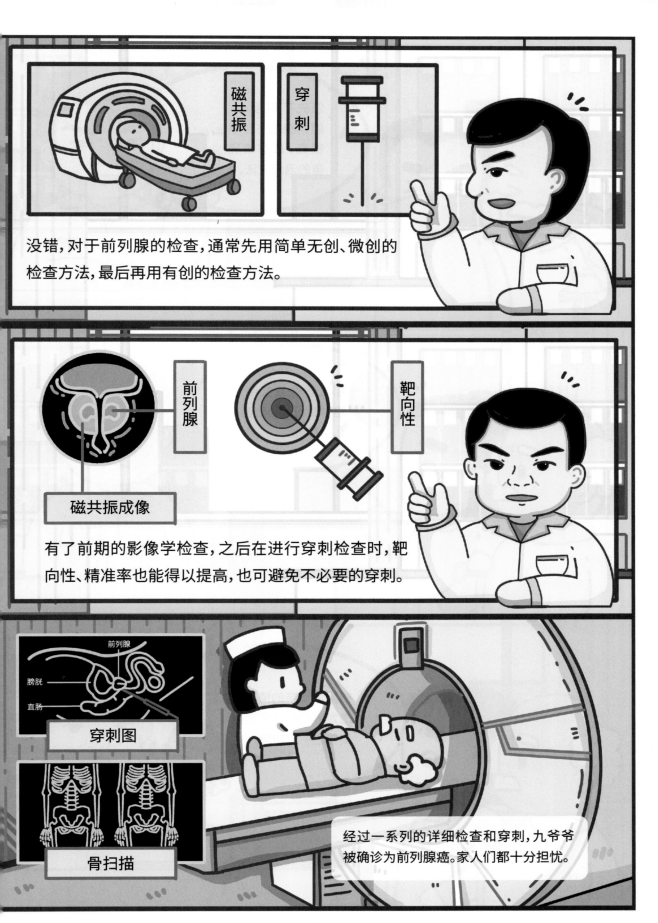

没错，对于前列腺的检查，通常先用简单无创、微创的检查方法，最后再用有创的检查方法。

有了前期的影像学检查，之后在进行穿刺检查时，靶向性、精准率也能得以提高，也可避免不必要的穿刺。

经过一系列的详细检查和穿刺，九爷爷被确诊为前列腺癌。家人们都十分担忧。

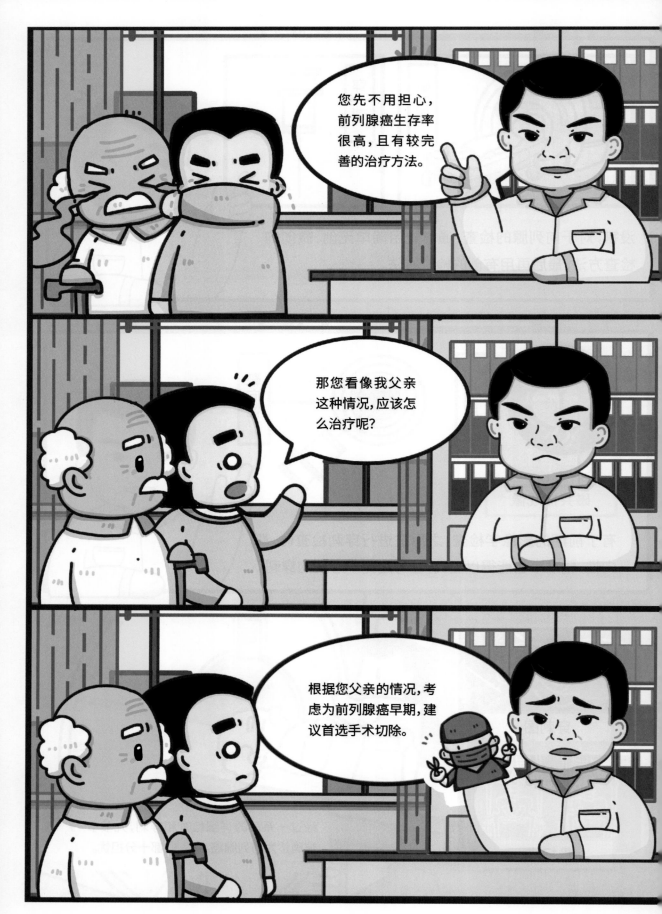

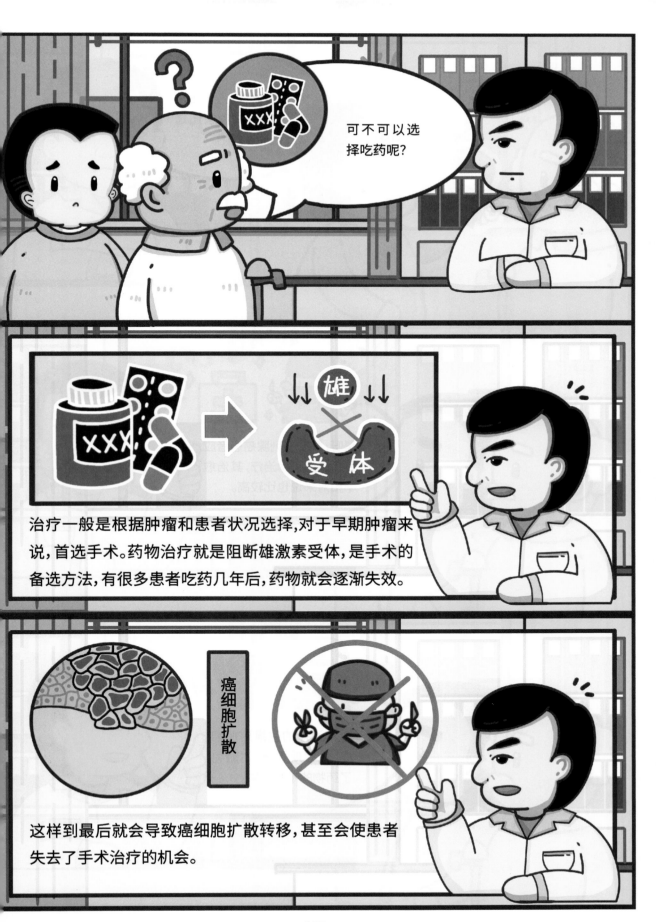

可不可以选择吃药呢？

治疗一般是根据肿瘤和患者状况选择，对于早期肿瘤来说，首选手术。药物治疗就是阻断雄激素受体，是手术的备选方法，有很多患者吃药几年后，药物就会逐渐失效。

癌细胞扩散

这样到最后就会导致癌细胞扩散转移，甚至会使患者失去了手术治疗的机会。

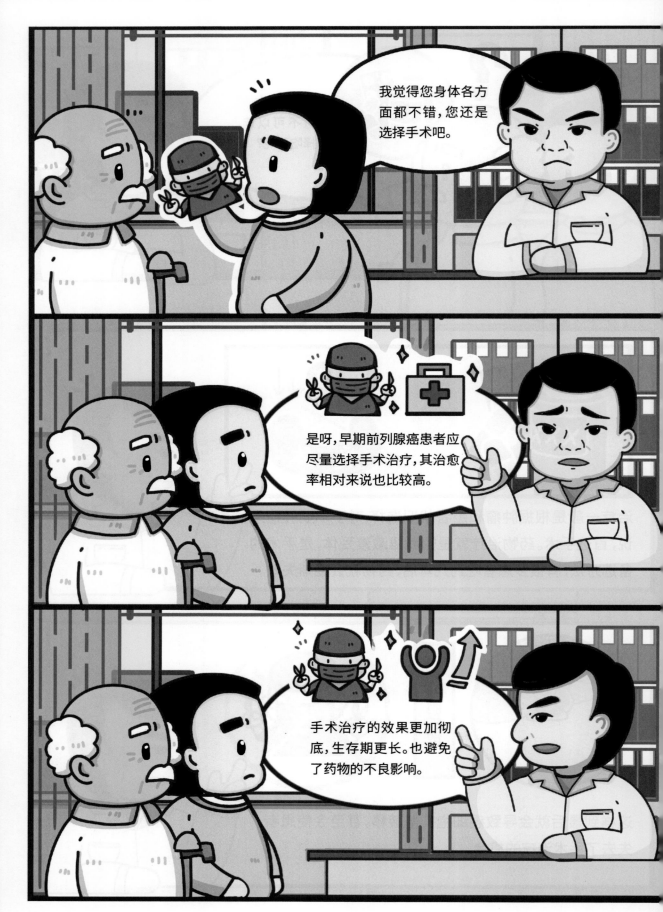

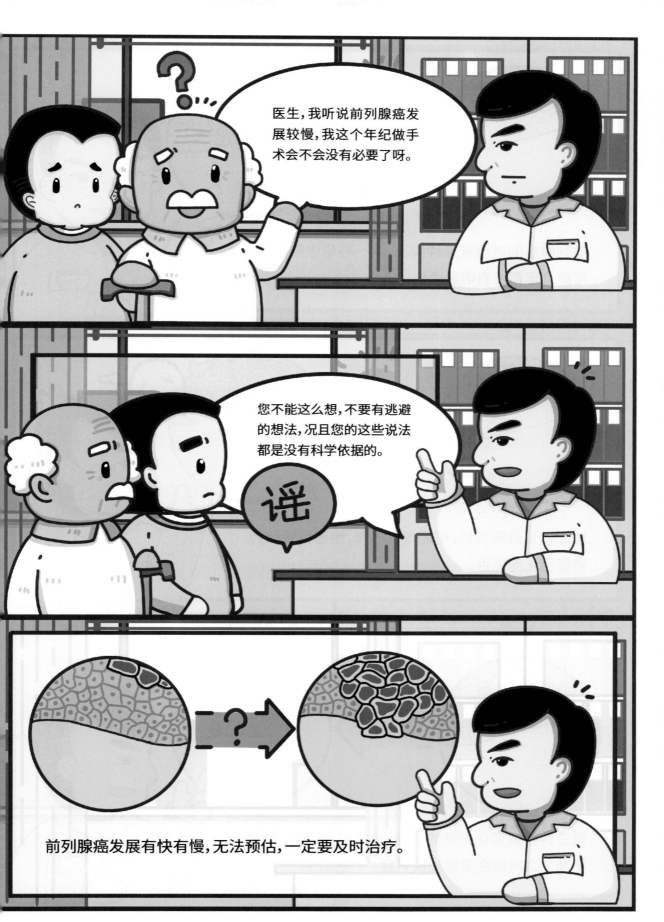

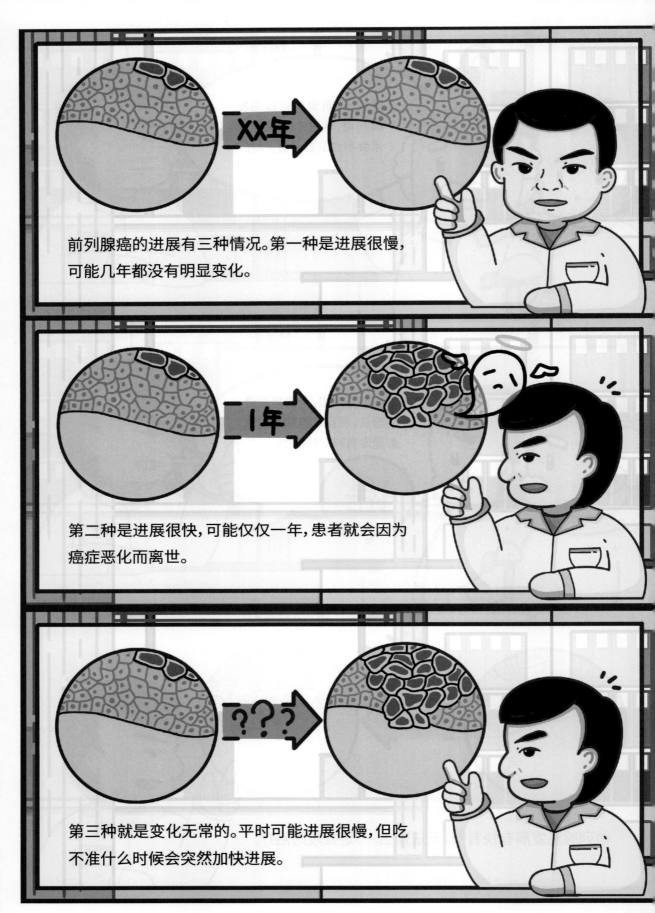

前列腺癌的进展有三种情况。第一种是进展很慢，可能几年都没有明显变化。

第二种是进展很快，可能仅仅一年，患者就会因为癌症恶化而离世。

第三种就是变化无常的。平时可能进展很慢，但吃不准什么时候会突然加快进展。

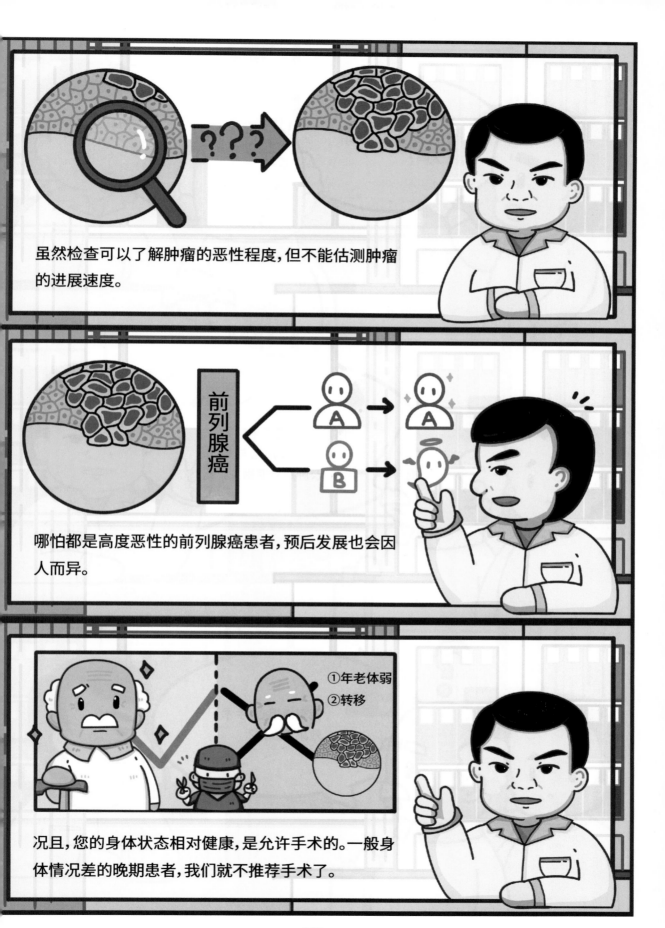

虽然检查可以了解肿瘤的恶性程度，但不能估测肿瘤的进展速度。

前列腺癌

哪怕都是高度恶性的前列腺癌患者，预后发展也会因人而异。

①年老体弱
②转移

况且，您的身体状态相对健康，是允许手术的。一般身体情况差的晚期患者，我们就不推荐手术了。

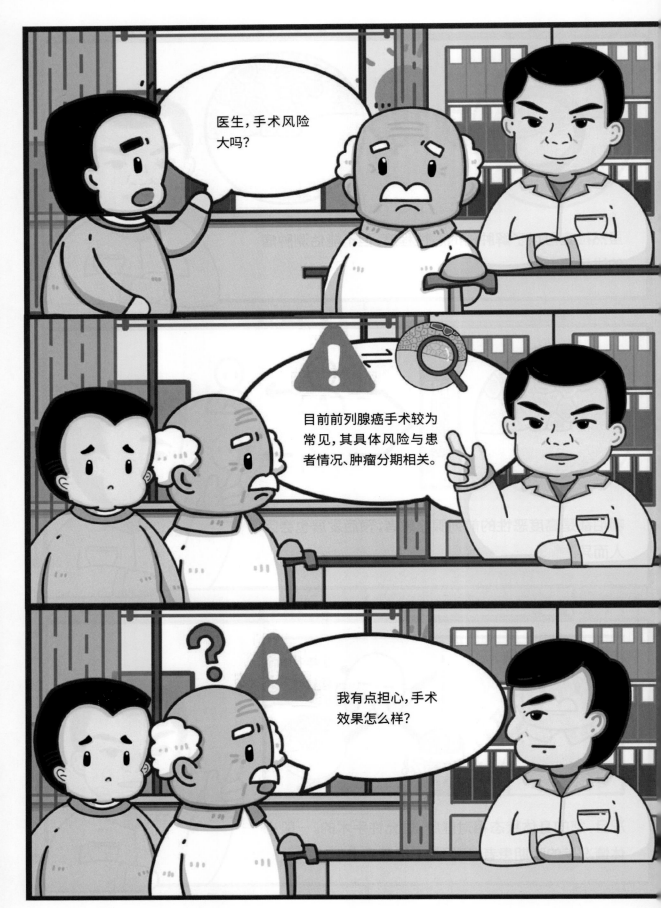

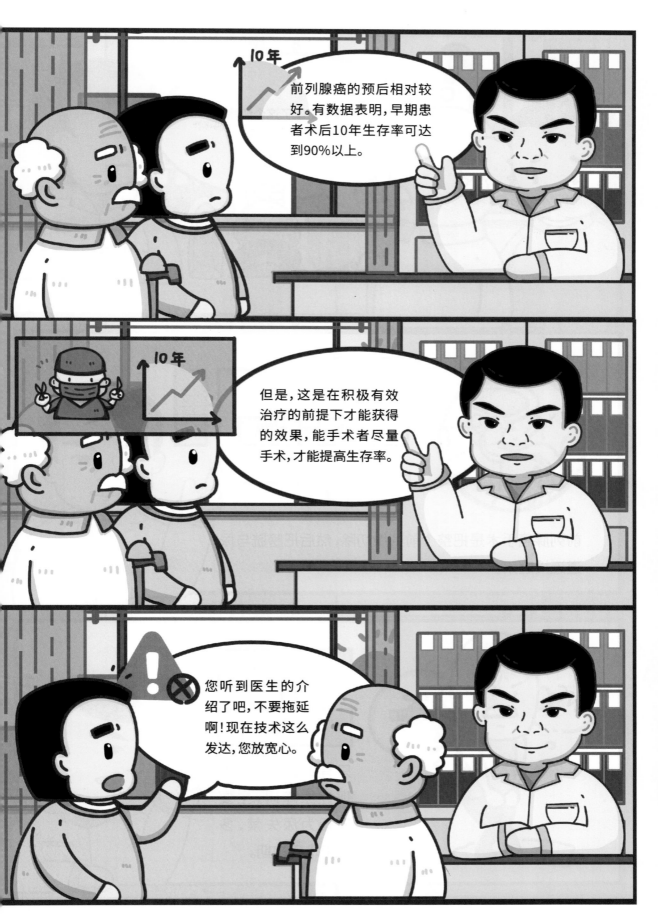

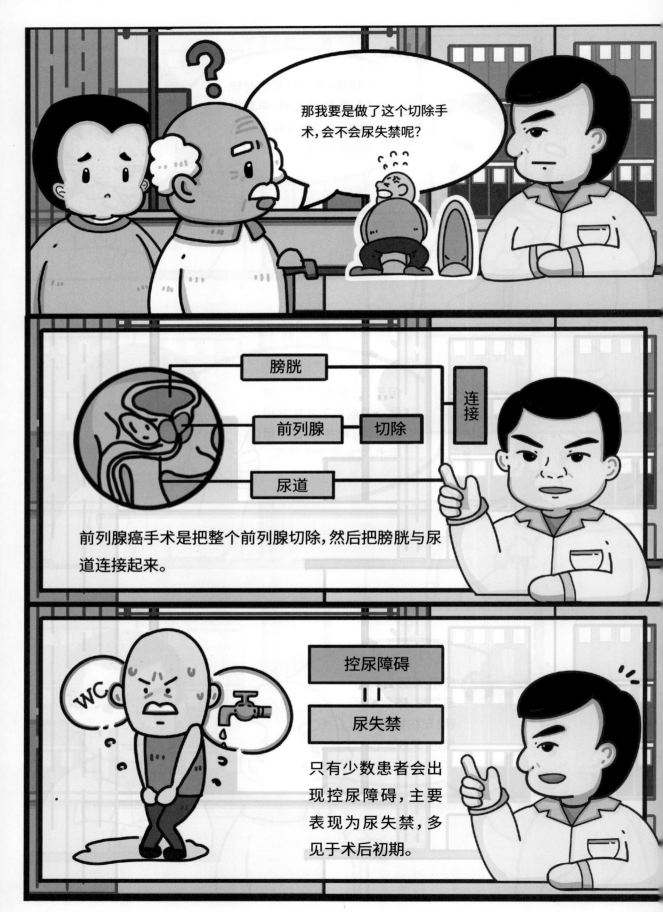

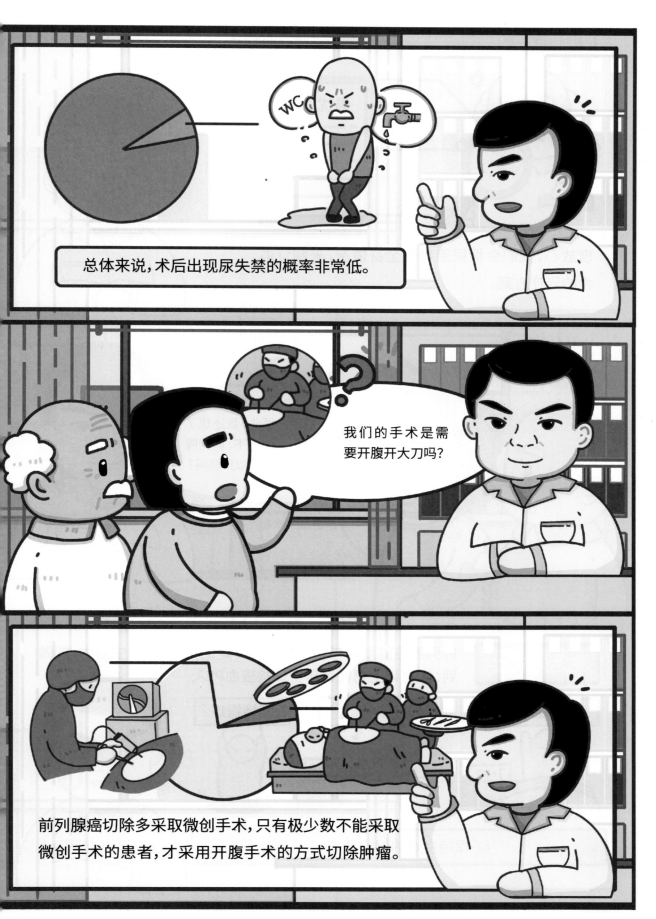

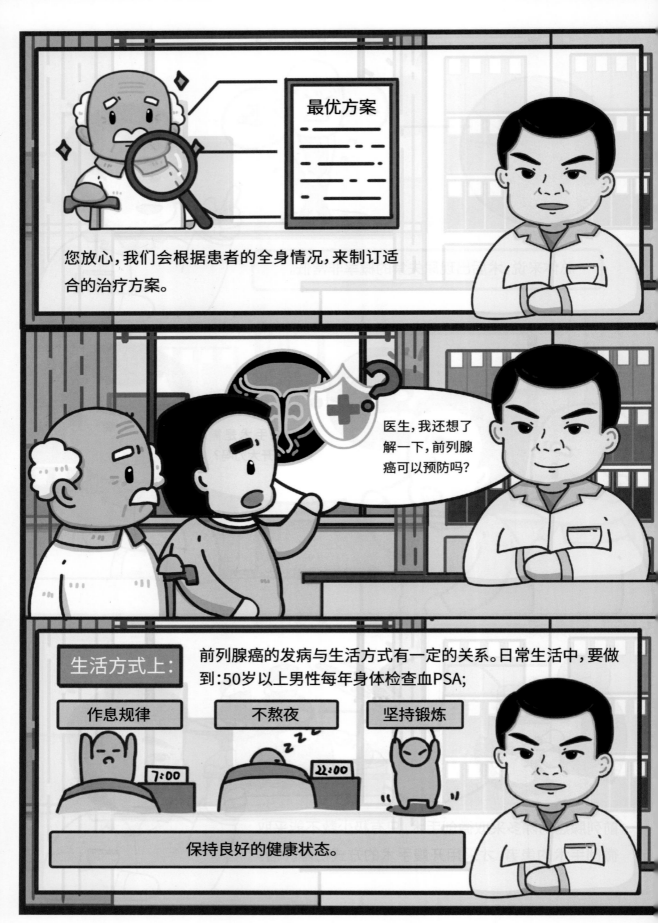

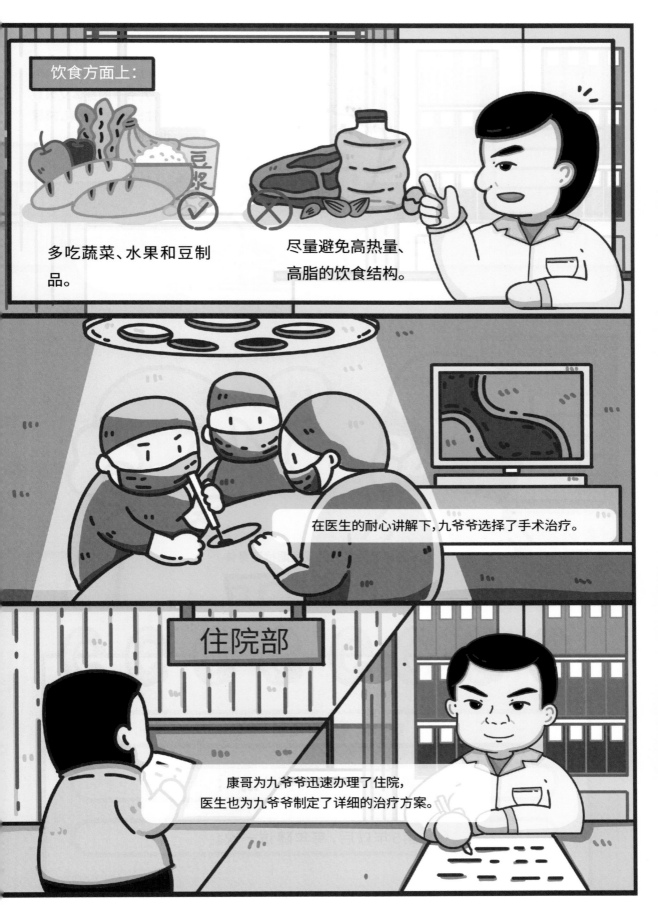

饮食方面上：

多吃蔬菜、水果和豆制品。

尽量避免高热量、高脂的饮食结构。

在医生的耐心讲解下，九爷爷选择了手术治疗。

住院部

康哥为九爷爷迅速办理了住院，医生也为九爷爷制定了详细的治疗方案。

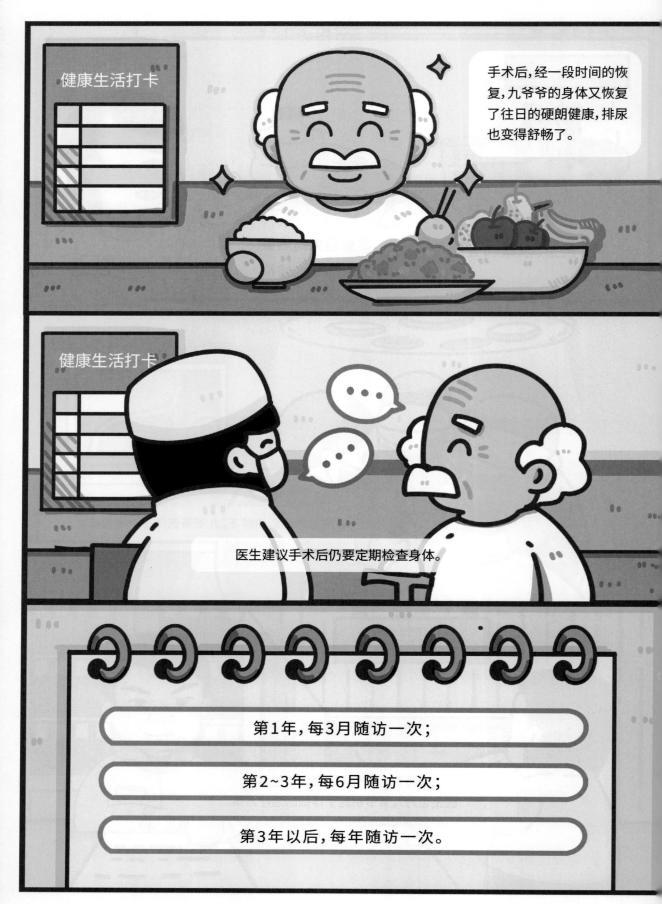

第六堂：
老年期

积极锻炼，定期体检
安享晚年健康生活

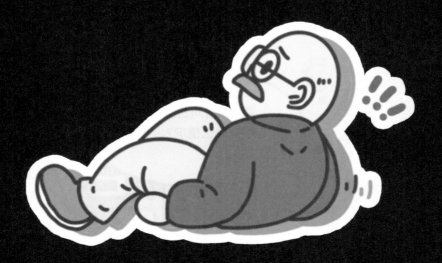

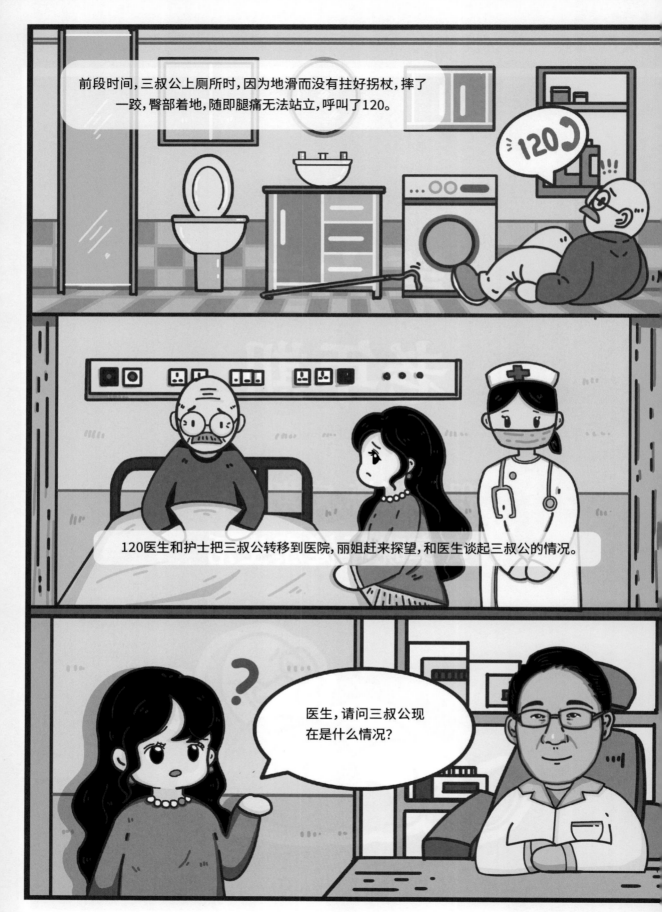

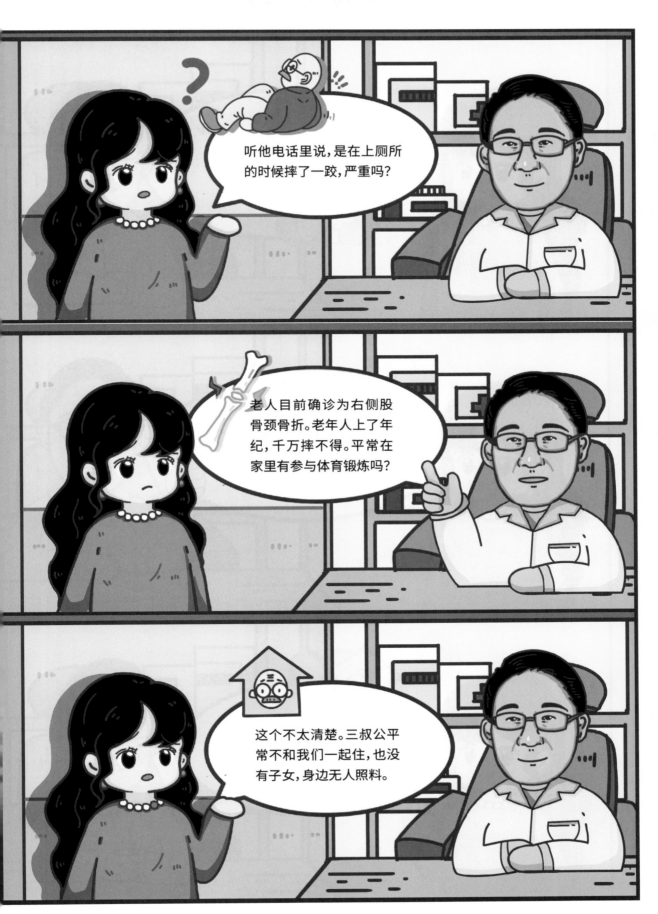

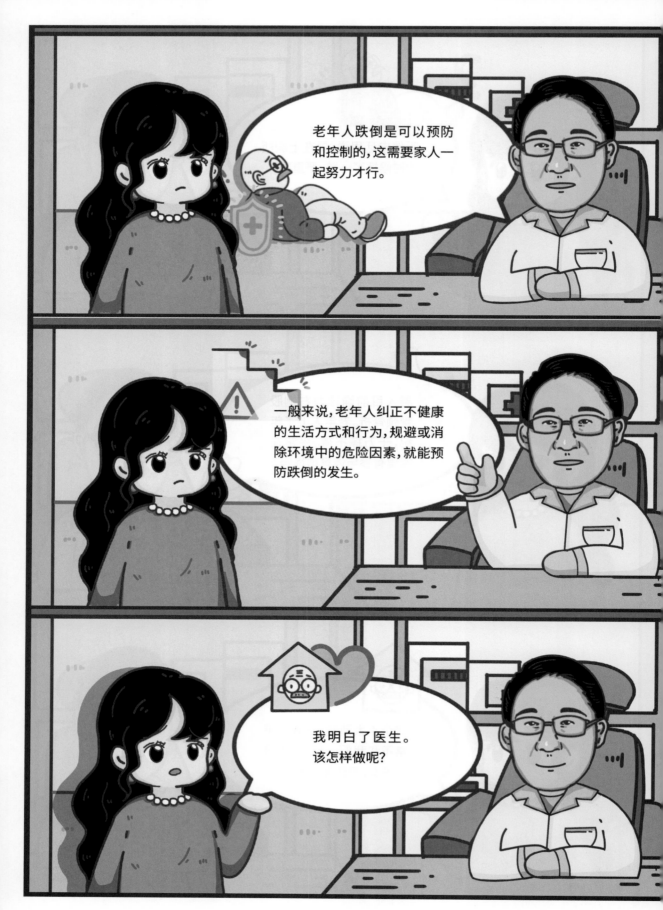

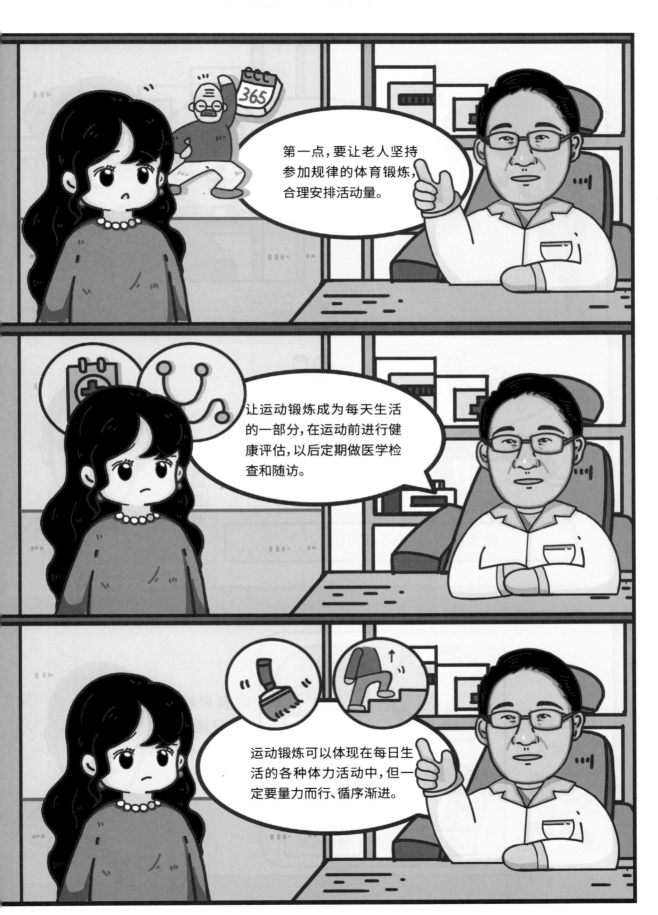

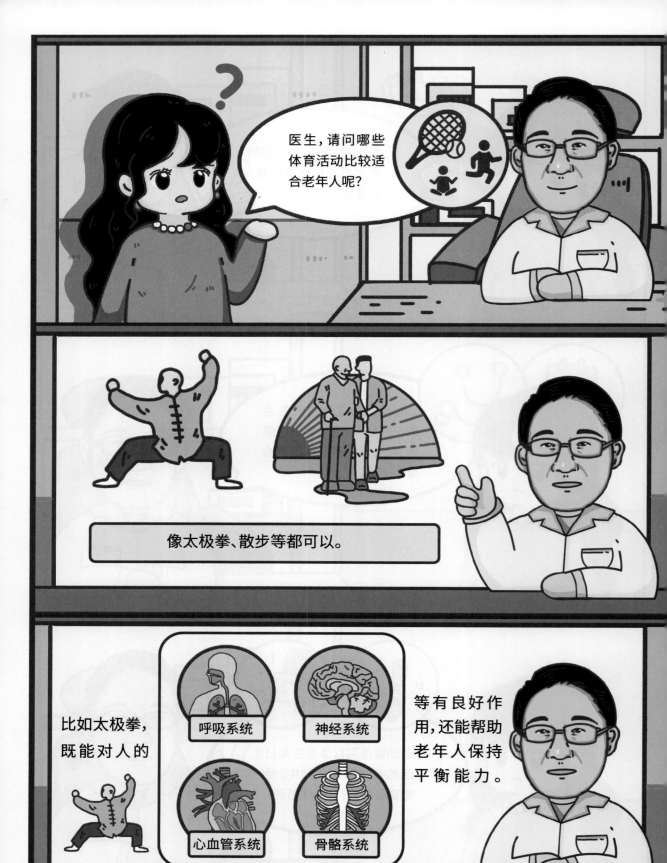

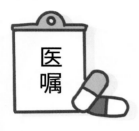

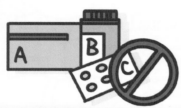

第二点就是合理用药。要按医嘱正确服药，不乱用药，也要避免同时服用多种药物。

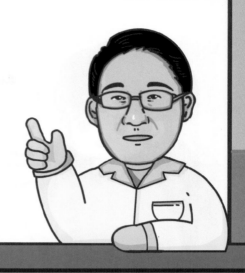

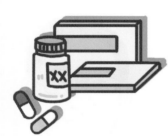

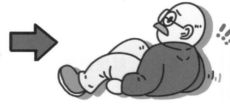

对于药物的不良反应，也应该充分了解。有些药物引发的不良反应可能会导致老人摔倒。

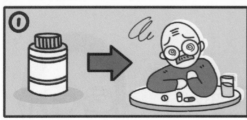

比如安眠药可能导致头晕；

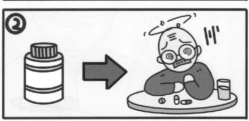

止痛药可能导致意识不清等。

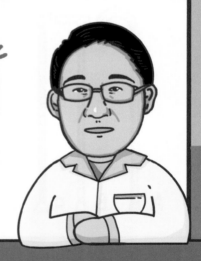

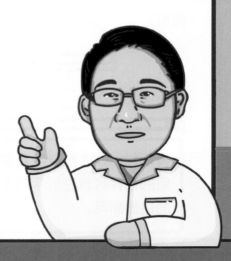

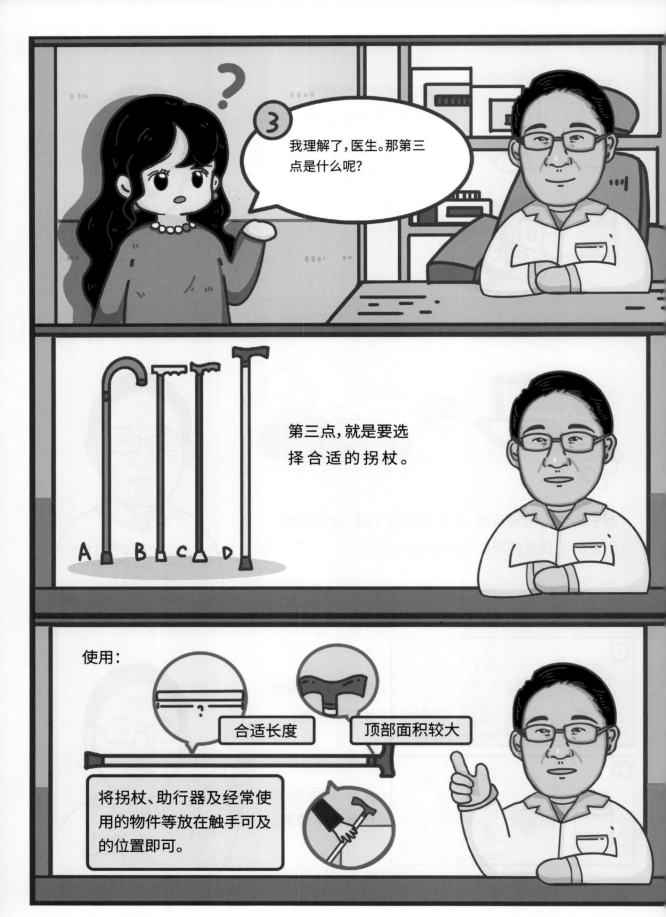

124

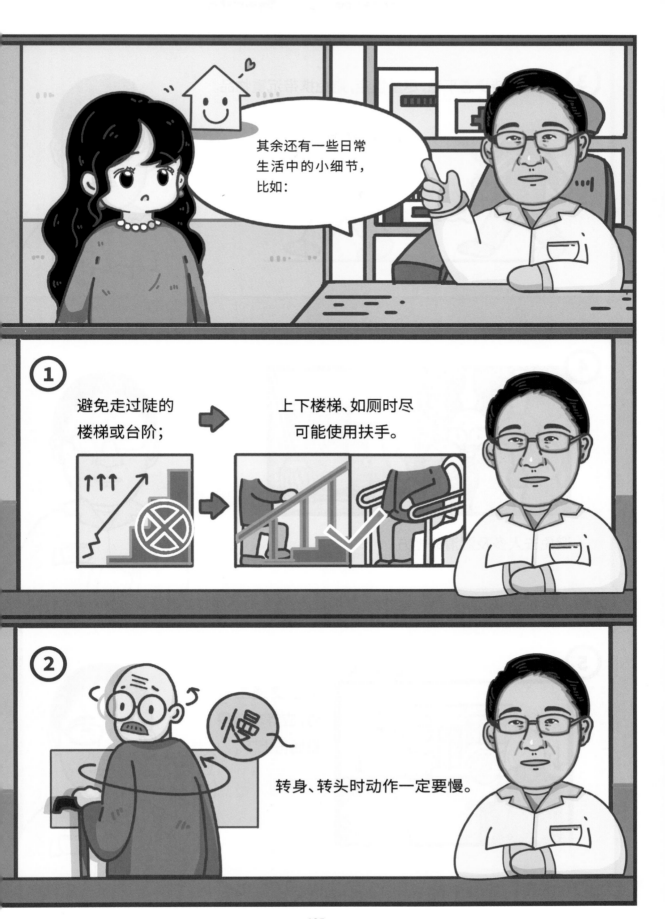

③ 走路保持步态平稳, 尽量慢走, 避免携带沉重物品。

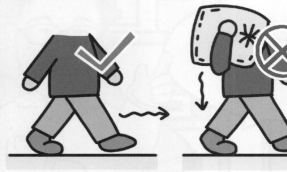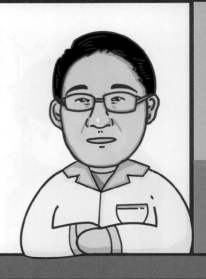

④

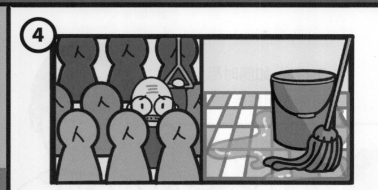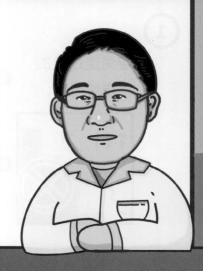

避免去人多及湿滑的地方。

⑤

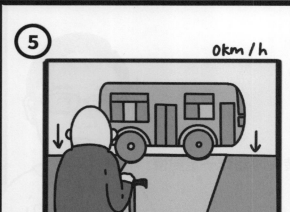

0km / h

乘坐交通工具时, 应等车辆停稳后再上下。

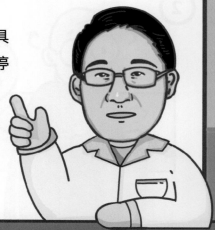

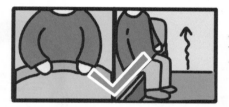

放慢起身、
下床的速度;

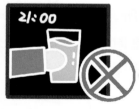

避免睡前饮水过多，以
免夜间多次起床。

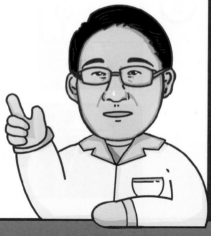

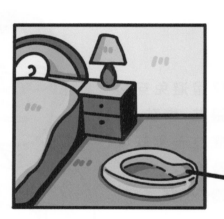

晚上床旁尽量放
置小便器。

小便器

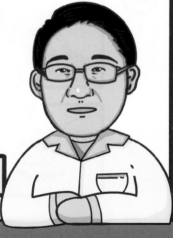

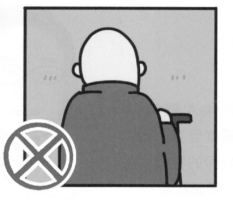

尽量避免在他人
看不到的地方独
自活动。

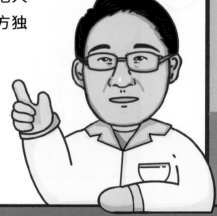

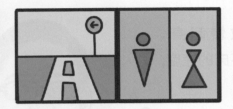

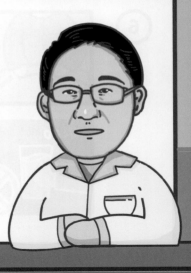

熟悉生活环境，如道路、厕所、路灯及紧急时哪里可以获得帮助等。

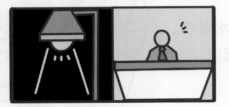

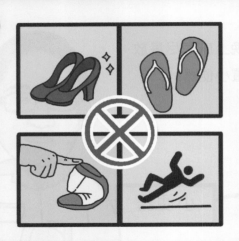

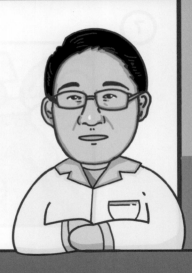

尽量避免穿高跟鞋、拖鞋、鞋底过于柔软以及穿着时易于滑倒的鞋。

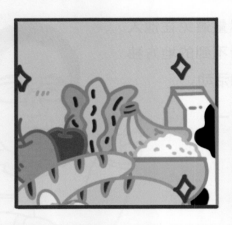

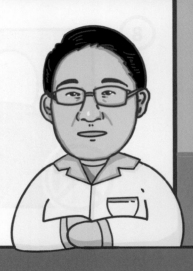

老年人要加强膳食营养，保持均衡的饮食，防治骨质疏松。

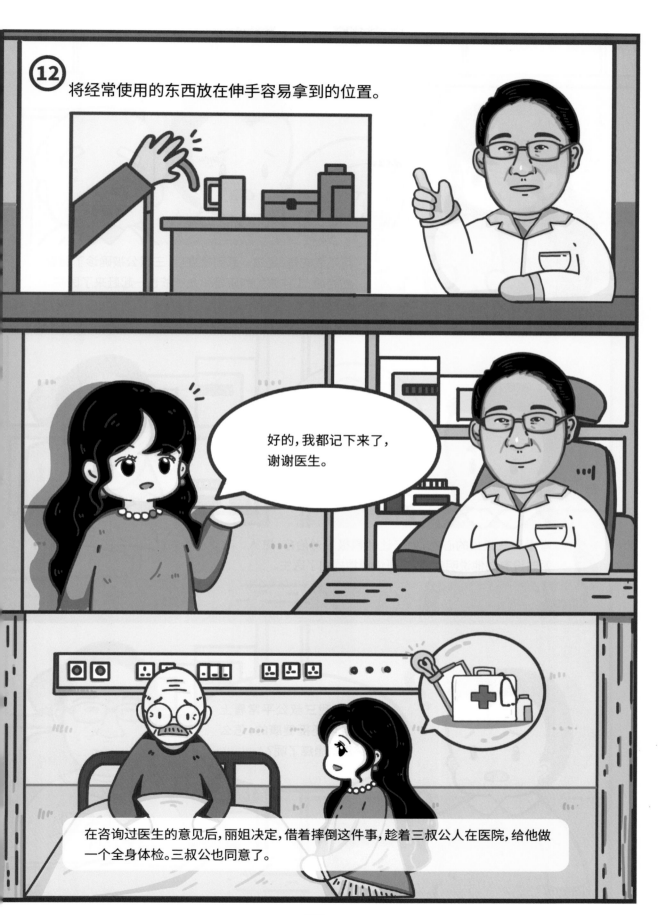

⑫ 将经常使用的东西放在伸手容易拿到的位置。

好的，我都记下来了，谢谢医生。

在咨询过医生的意见后，丽姐决定，借着摔倒这件事，趁着三叔公人在医院，给他做一个全身体检。三叔公也同意了。

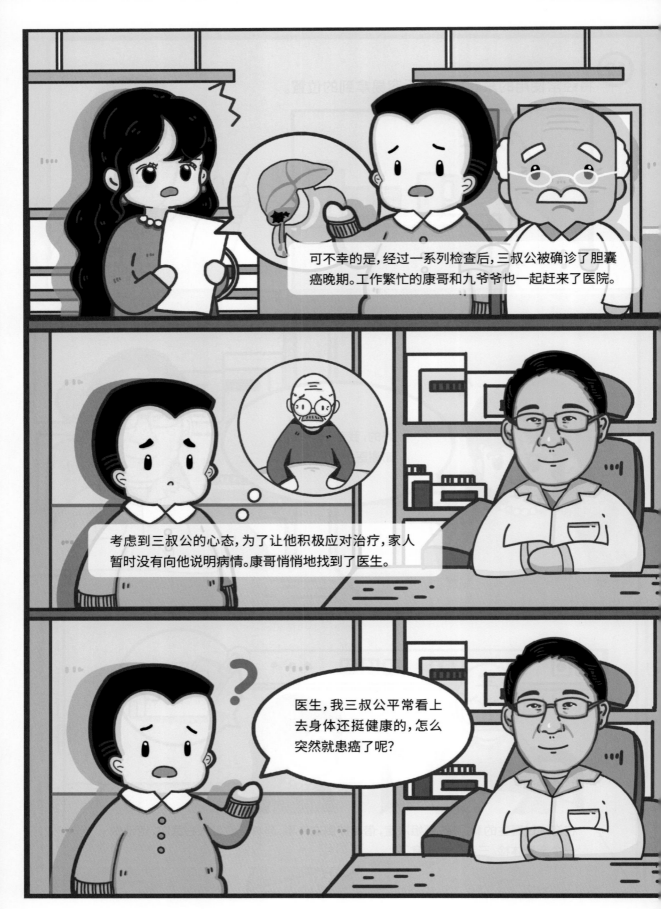

130

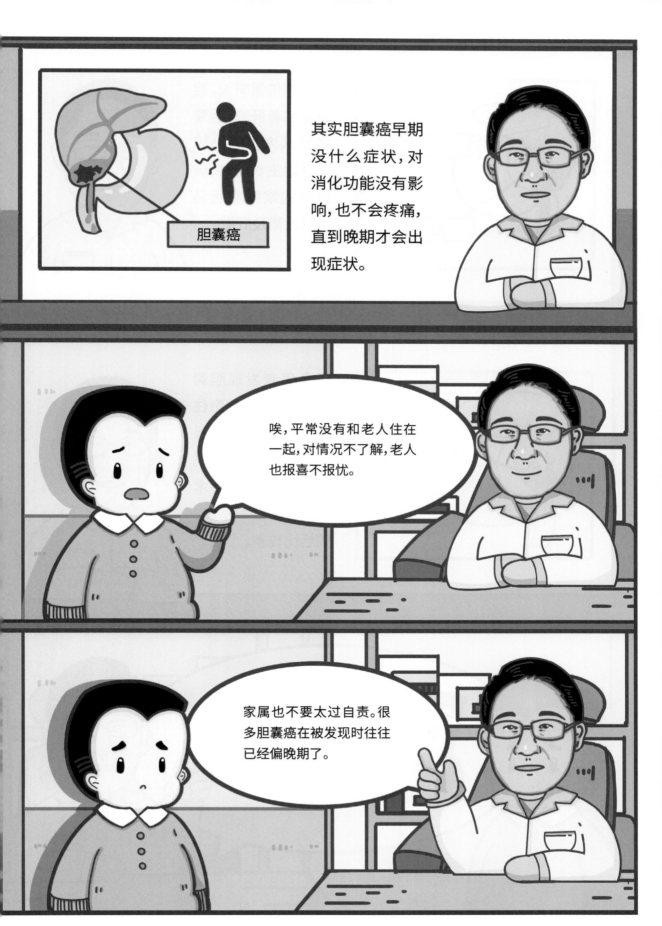

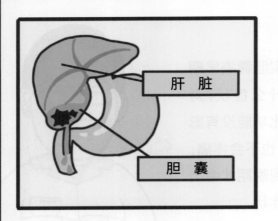

肝脏

胆囊

从解剖位置来说，胆囊紧贴着肝脏。胆囊癌是从内壁的黏膜层开始生长的，突破外面的浆膜层后马上就会累及肝脏。

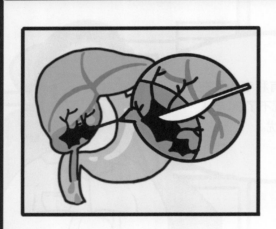

很多患者发现胆囊癌的时候，癌细胞往往已经突破浆膜层扩散到周边组织或者累及肝脏了，手术根治性切除率不高，预后比较差。

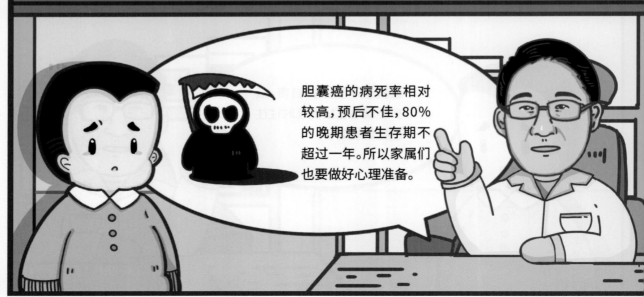

胆囊癌的病死率相对较高，预后不佳，80%的晚期患者生存期不超过一年。所以家属们也要做好心理准备。

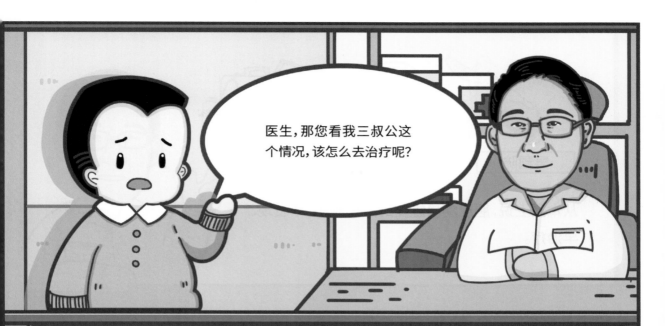

医生，那您看我三叔公这个情况，该怎么去治疗呢？

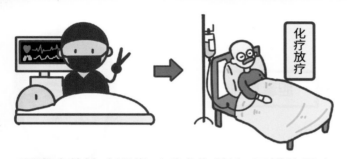

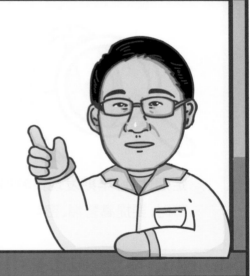

胆囊癌的治疗通常以手术为首选。可惜的是患者胆囊周边累及范围较广，手术无法根治，建议尝试化疗和放疗。

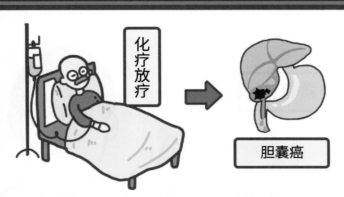

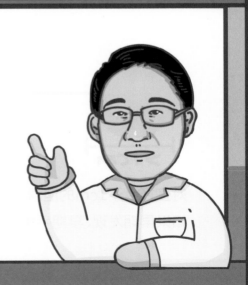

只是胆囊癌对放、化疗都不太敏感，效果不是很好。

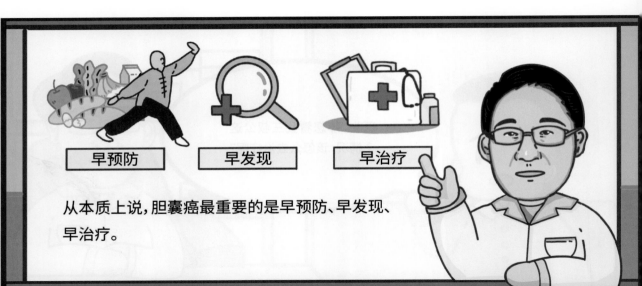

早预防　　早发现　　早治疗

从本质上说，胆囊癌最重要的是早预防、早发现、早治疗。

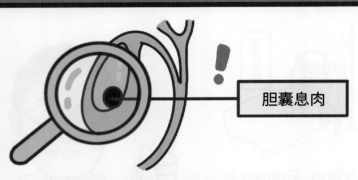

胆囊息肉

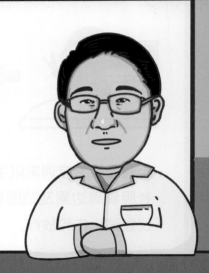

定期体检，早期发现，特别是发现胆囊息肉样结节时，要提高警惕、密切观察。

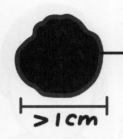

胆囊息肉

>1cm

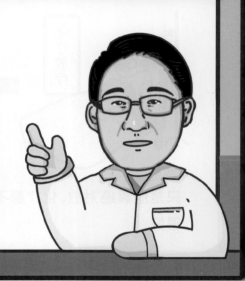

对直径大于1cm的胆囊息肉应积极治疗。胆囊癌如果早期发现、早期手术切除，预后还是可以的。

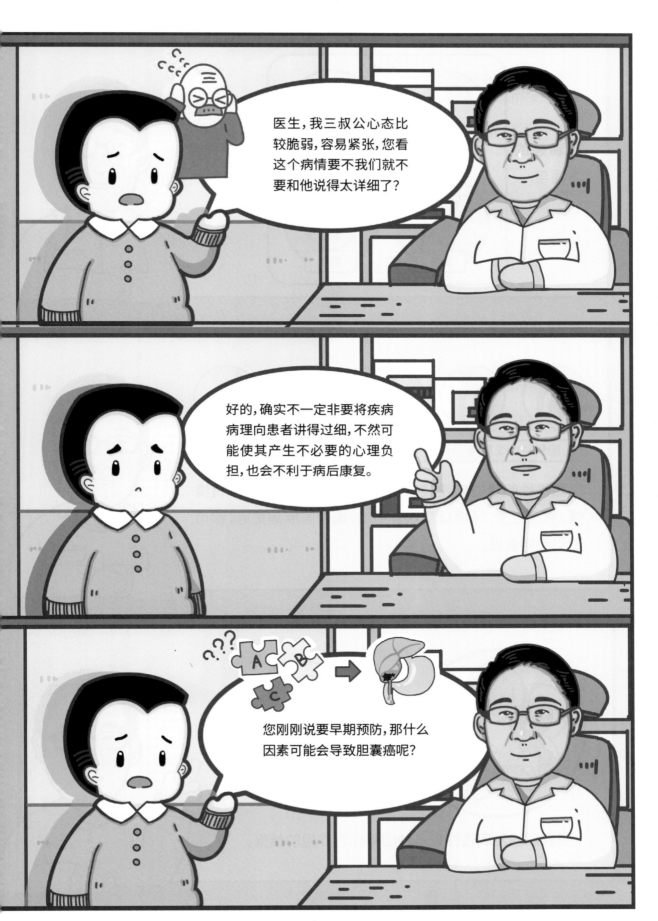

胆囊癌的
发病与：
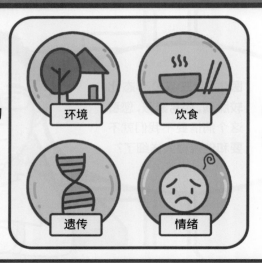

环境　饮食

遗传　情绪

等多种因
素有关。

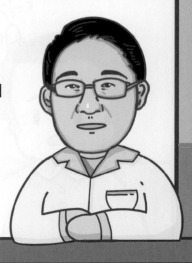

胆囊炎症或息肉　　不良情绪　卫生问题　家族病史

比如慢性胆囊炎症、胆囊腺瘤样息肉等疾病，还有不良情
绪、思虑过多、环境以及饮食不洁，或有家族病史等，都可
能引起胆囊癌。

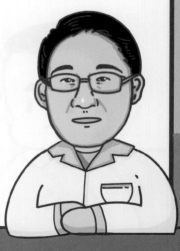

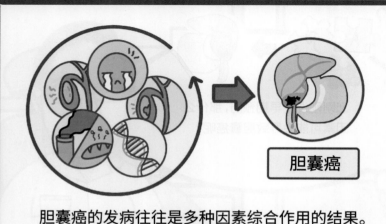

胆囊癌

胆囊癌的发病往往是多种因素综合作用的结果。

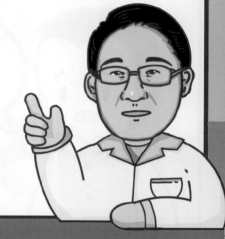

在这些诱发因素中，有些是我们无法改变的，比如遗传因素、环境因素等。

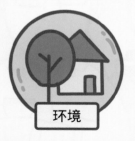环境

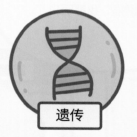遗传

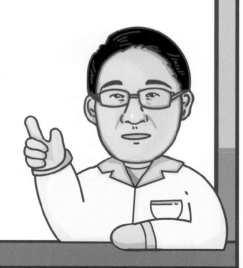

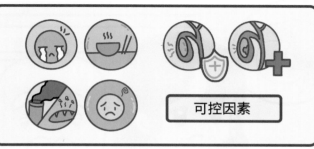可控因素

但有些诱发因素是我们可以改变的，比如生活方式，还有胆囊炎、胆结石的预防和治疗等。

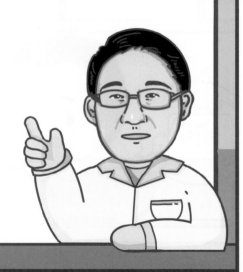

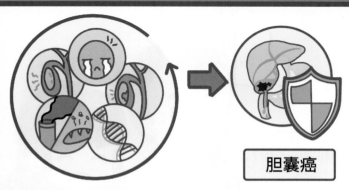胆囊癌

积极控制这些风险因素，对降低胆囊癌的发病还是有一定帮助的。

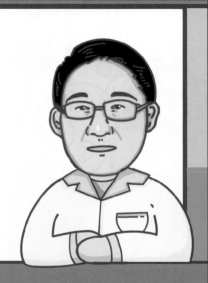

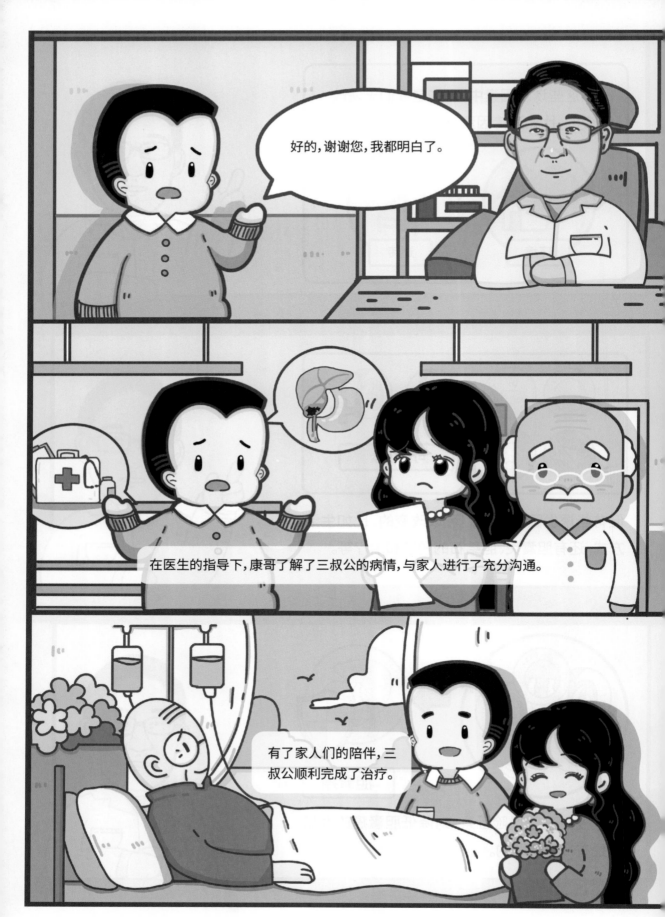

第七堂: 守护期

聊天交友,品茶下棋
关注老年人心理健康

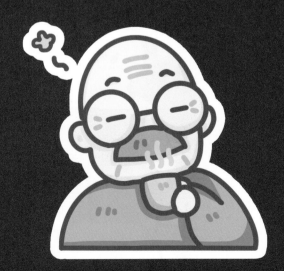

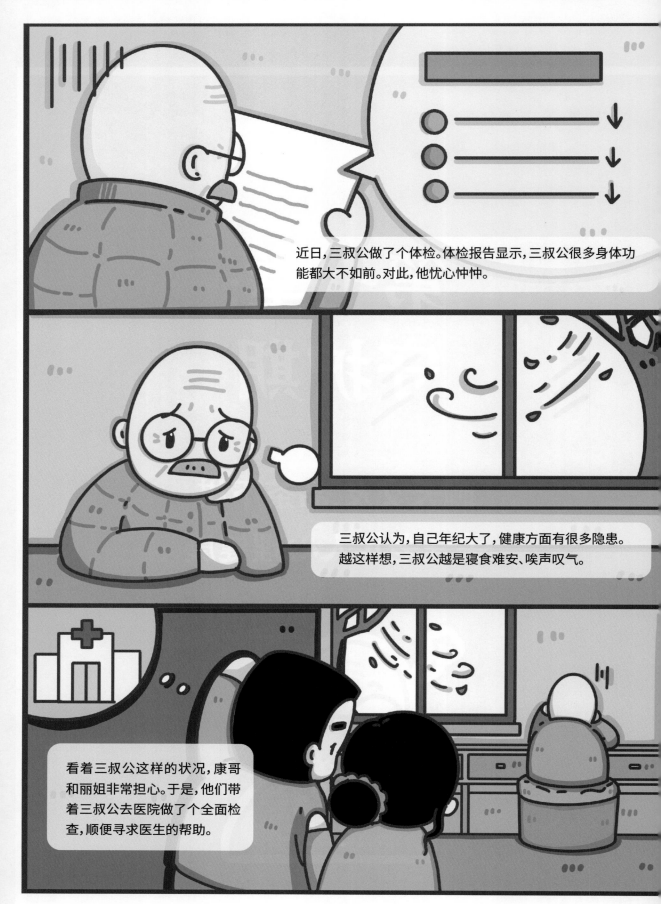

近日，三叔公做了个体检。体检报告显示，三叔公很多身体功能都大不如前。对此，他忧心忡忡。

三叔公认为，自己年纪大了，健康方面有很多隐患。越这样想，三叔公越是寝食难安、唉声叹气。

看着三叔公这样的状况，康哥和丽姐非常担心。于是，他们带着三叔公去医院做了个全面检查，顺便寻求医生的帮助。

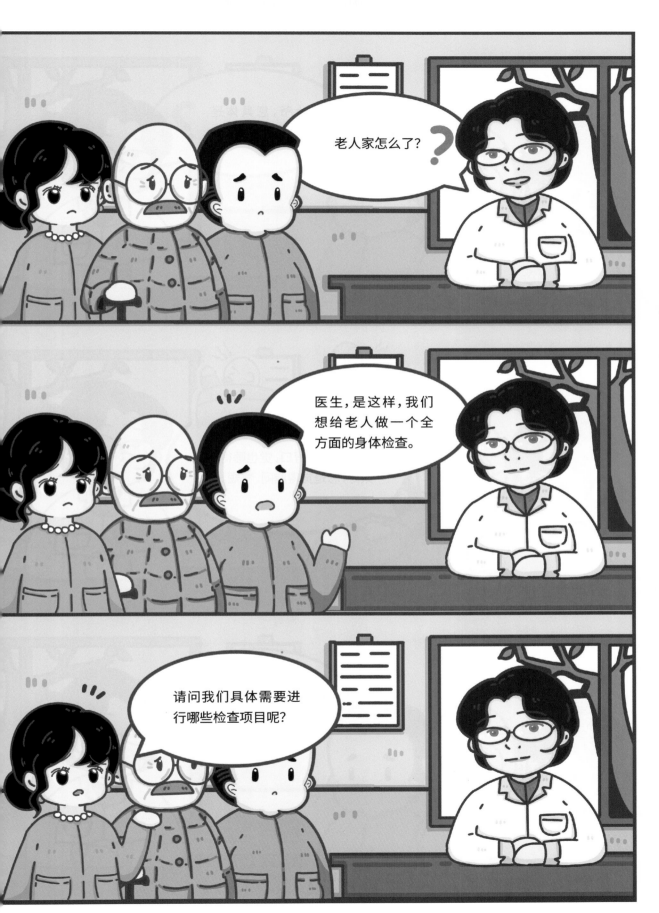

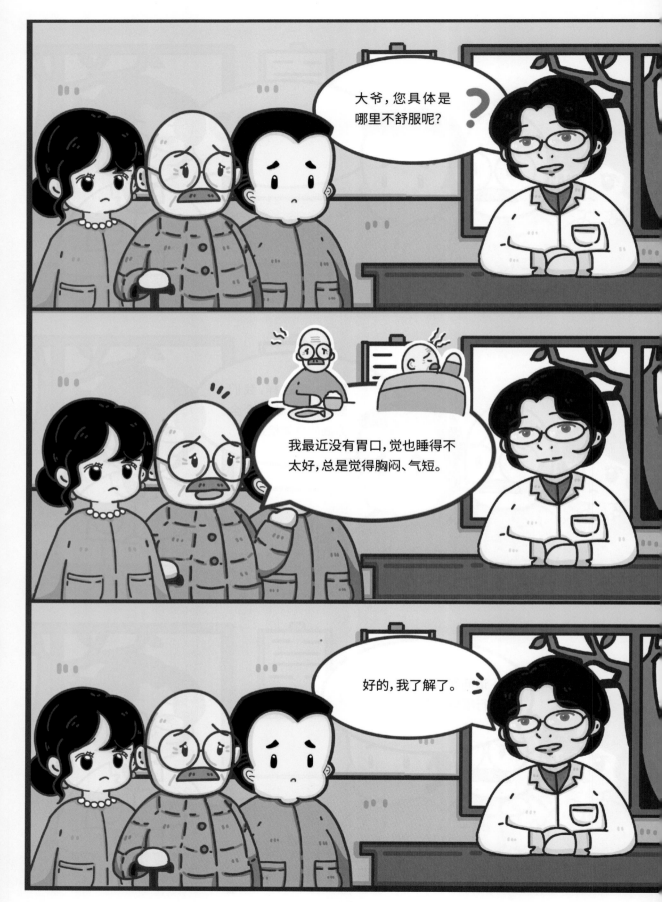

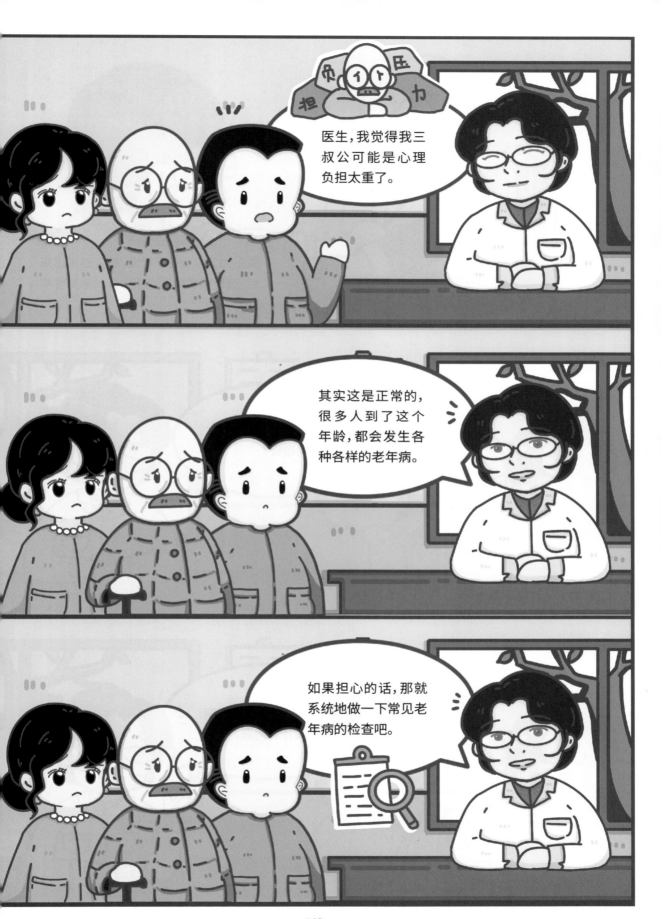

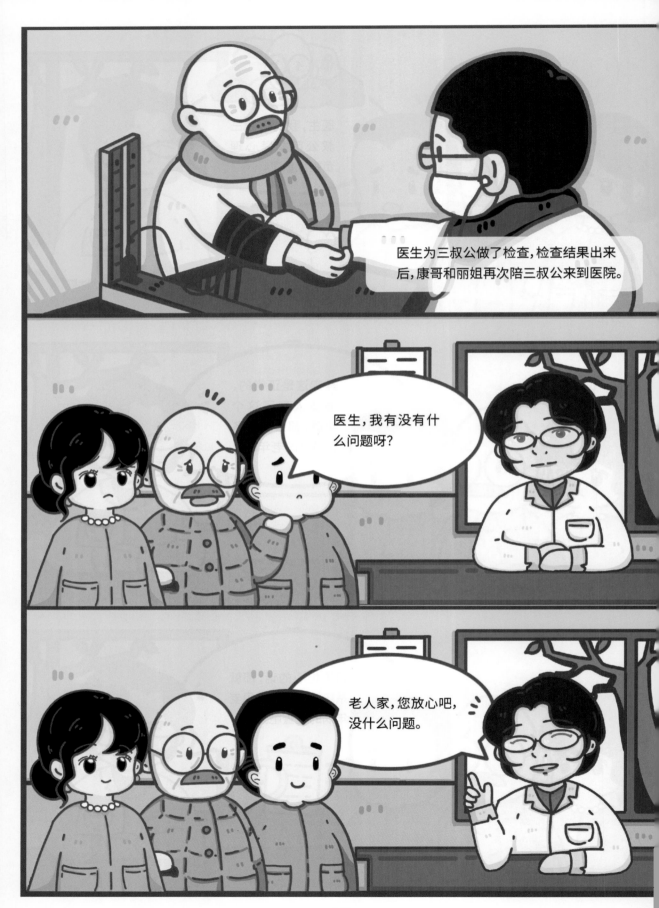

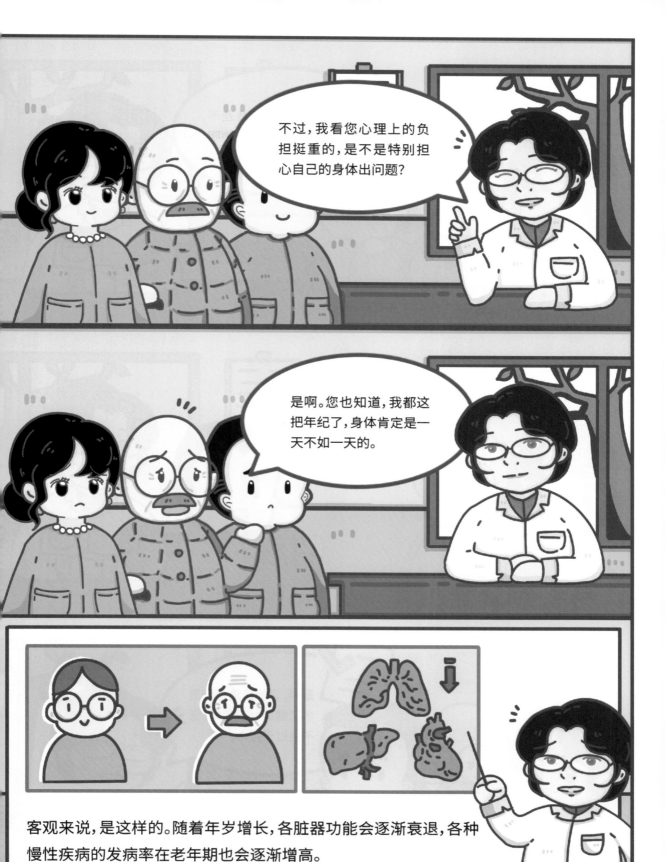

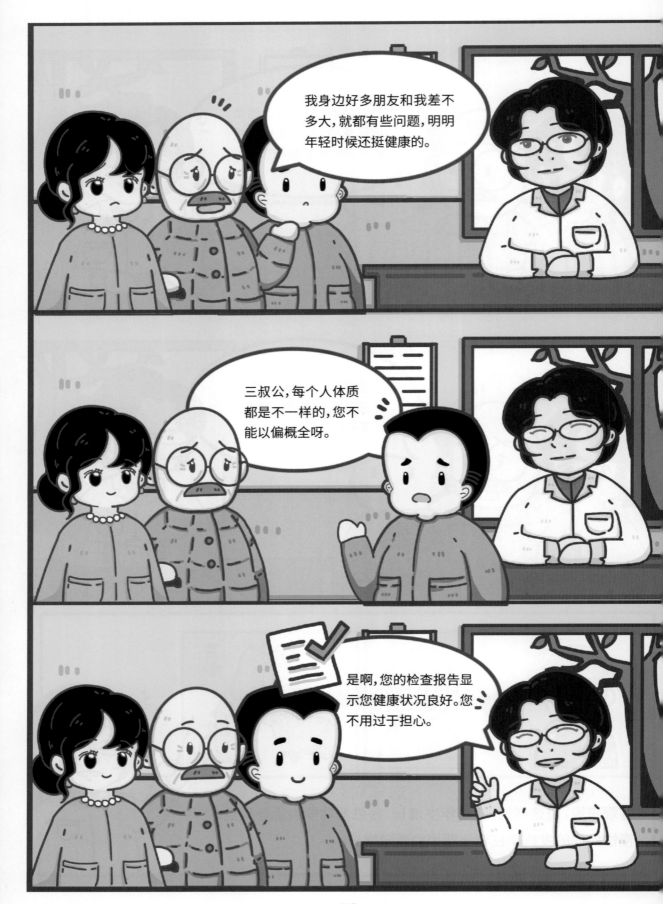

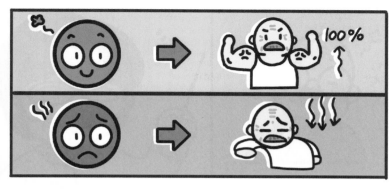
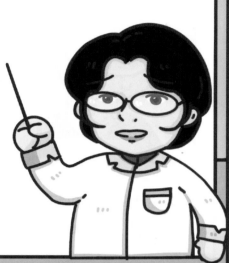

老人想拥有长寿和高品质的老年生活，这种心情和愿望是好的。但如果对此过于忧虑，反而会适得其反。

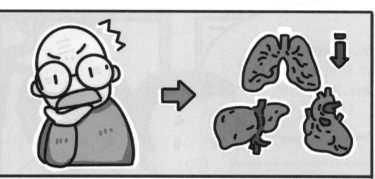
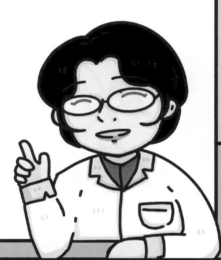

您已经意识到了年龄增长会为身体状况带来变化的这一现实，这是非常好的。

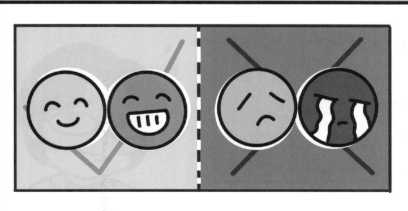
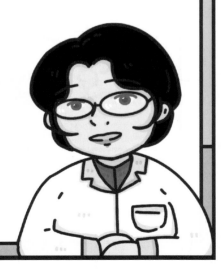

在这个前提下，您也要注重一下心理健康，要放平心态。

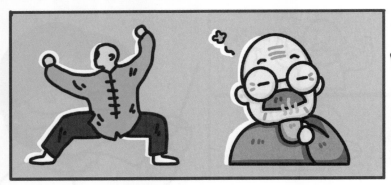
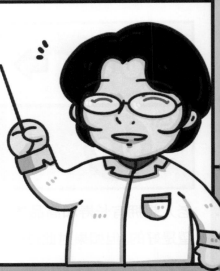

老年生活并不是只和疾病打交道，您想，您退休好一阵儿了，有更多闲暇时间和生活选择。老年生活多精彩呀！

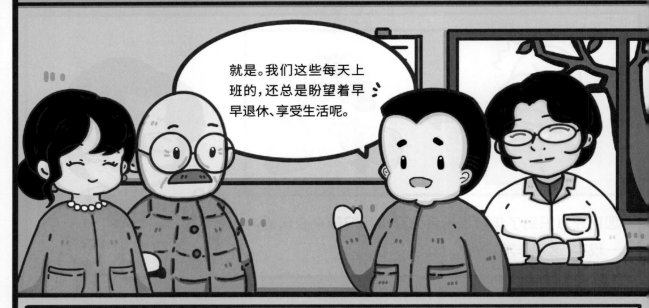

就是。我们这些每天上班的，还总是盼望着早早退休、享受生活呢。

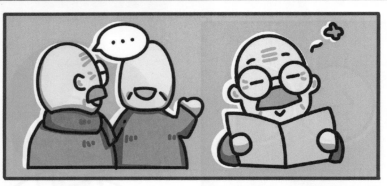
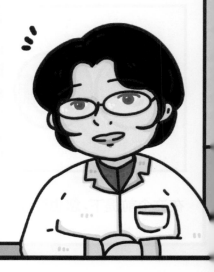

您可以和朋友们多出去聊天下棋、出游听书、品茶看报，多做一些怡情养性的趣事。

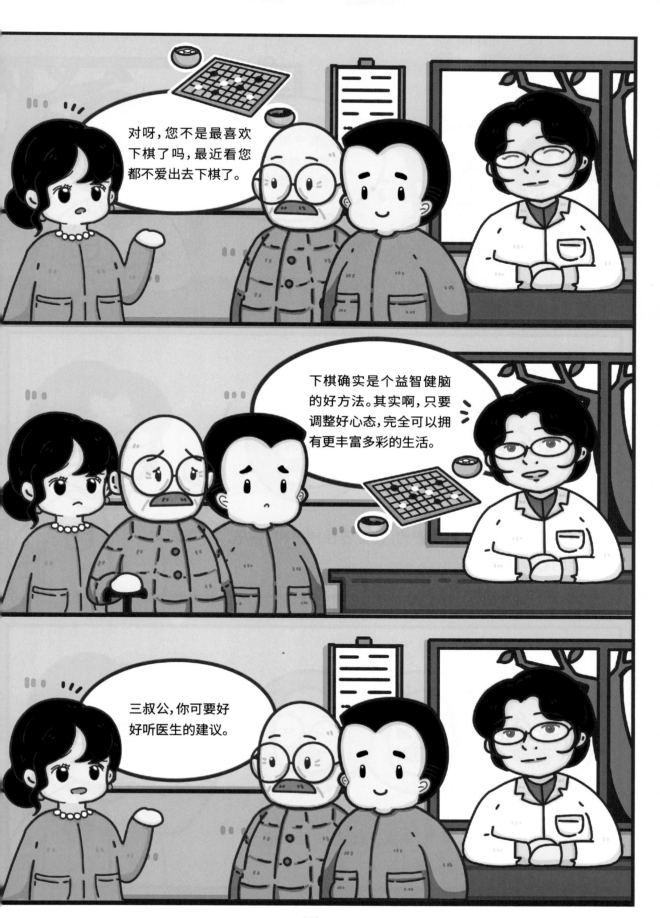

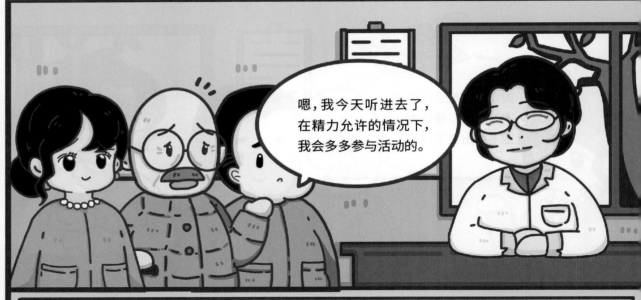

嗯,我今天听进去了,在精力允许的情况下,我会多多参与活动的。

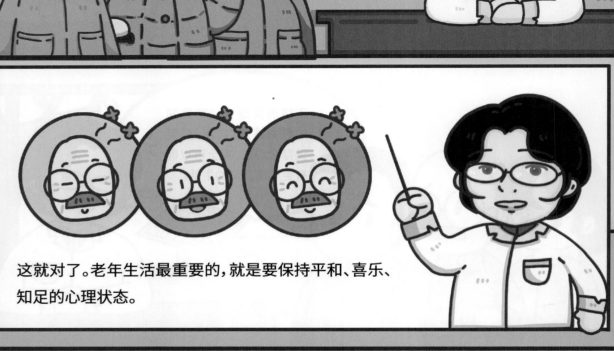

这就对了。老年生活最重要的,就是要保持平和、喜乐、知足的心理状态。

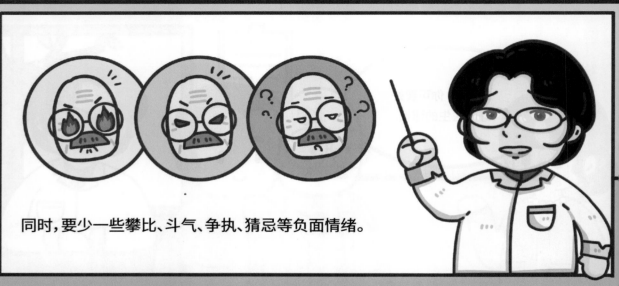

同时,要少一些攀比、斗气、争执、猜忌等负面情绪。

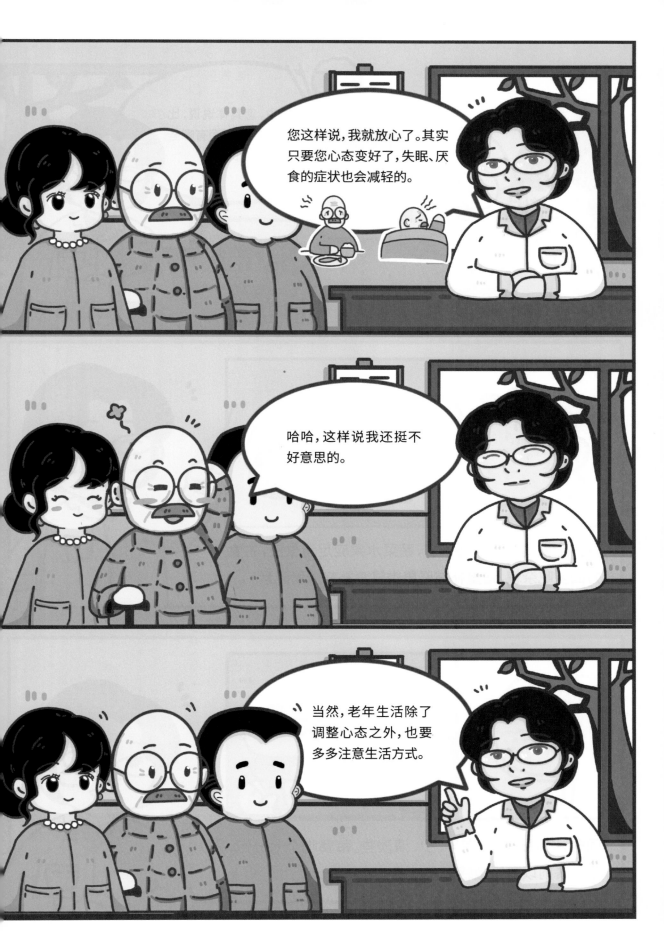

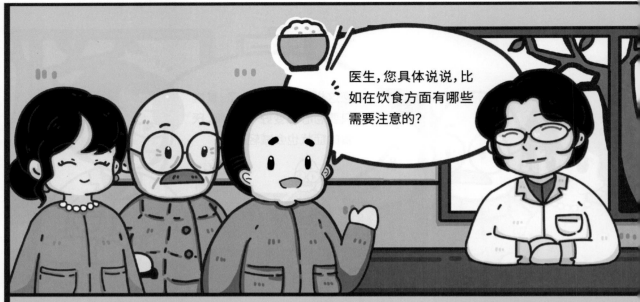

医生，您具体说说，比如在饮食方面有哪些需要注意的？

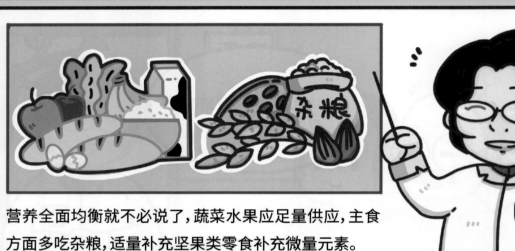

营养全面均衡就不必说了，蔬菜水果应足量供应，主食方面多吃杂粮，适量补充坚果类零食补充微量元素。

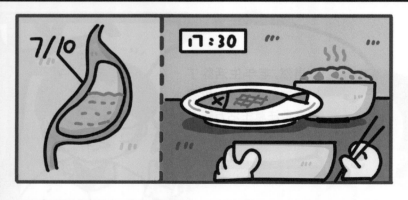

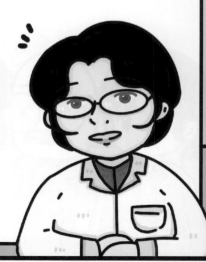

同时，晚餐最好吃得早、少、清淡些。每餐吃个七分饱，下一餐前以有饥饿感为宜。

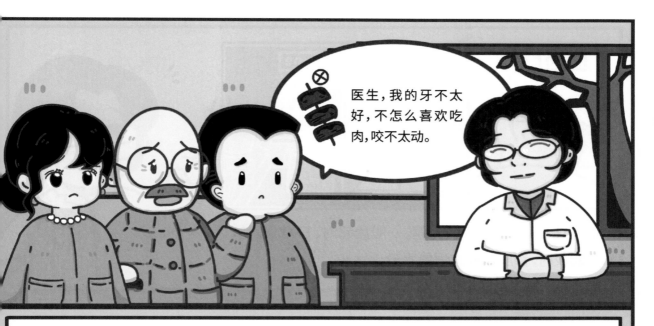

医生，我的牙不太好，不怎么喜欢吃肉，咬不太动。

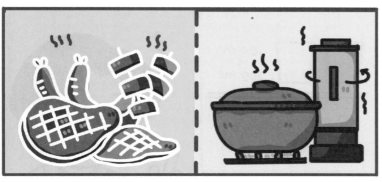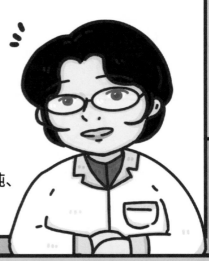

这可不行，肉类含有丰富的蛋白质，实在不行可以通过炖、煮或粉碎机加工，来增加各种营养成分的胃肠消化吸收。

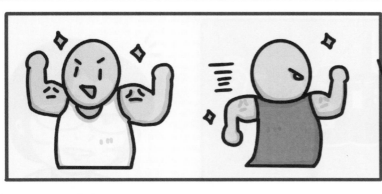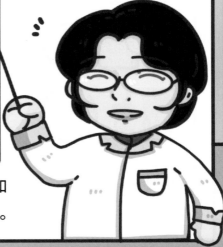

饮食的合理营养，可以增强机体自身的免疫抗病能力和运动功能，减少营养不良、骨质疏松等疾病的罹患风险哦。

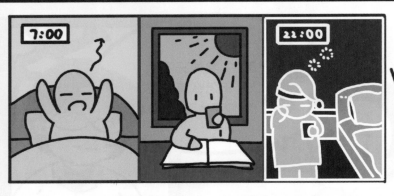
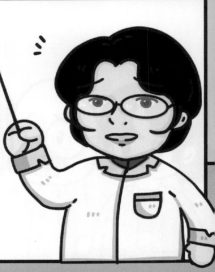

说到这儿，还有饮水的问题。一般晨起时、日常、睡前和起夜时，都应该补充适量水分。

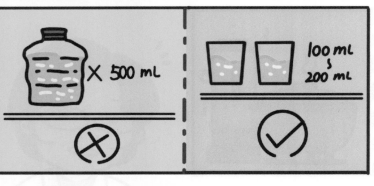
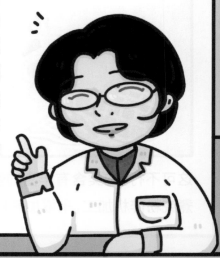

但是要注意，不要一次喝太多，根据不同心功能状况，每次50~100毫升，不超过200毫升。

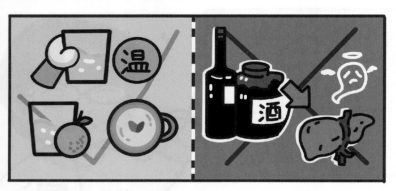
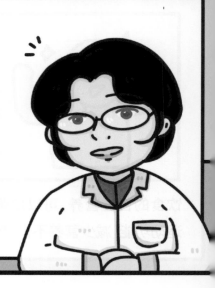

平时喝水，以温开水为宜，也可以饮用茶水和果汁代替。但不推荐喝酒，尤其是烈酒，酒精对肝脏有毒性。

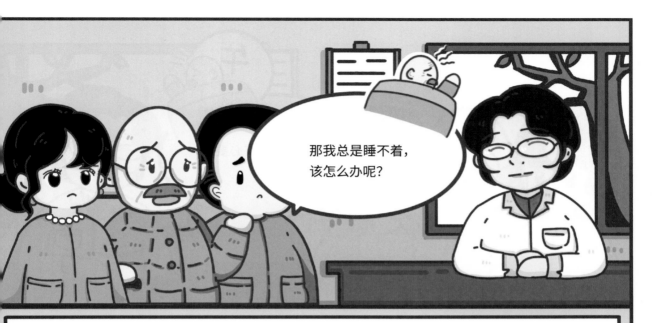

那我总是睡不着，该怎么办呢？

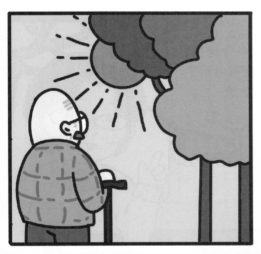

① 很多老年人都有睡眠障碍。有几个建议：一是白天要适度外出活动，多晒太阳。

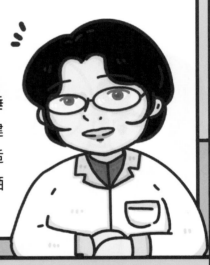

② 二是睡前半小时保持心平气和的状态。不要看过于刺激的电视节目，可以听听轻音乐或看会儿书报，让自己安静下来。

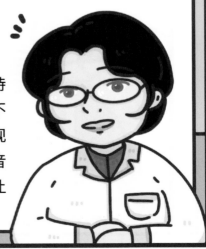

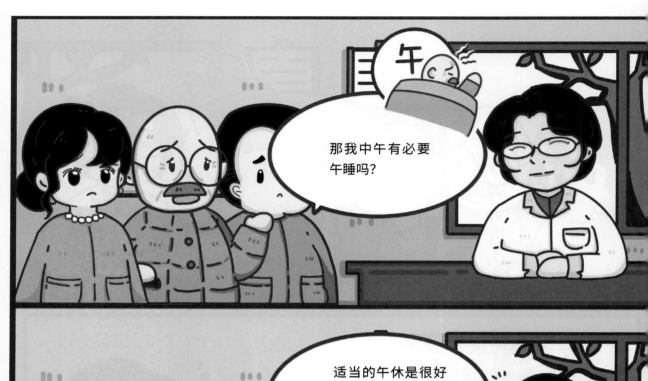

那我中午有必要午睡吗？

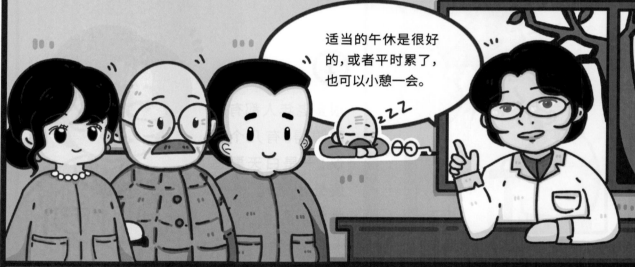

适当的午休是很好的，或者平时累了，也可以小憩一会。

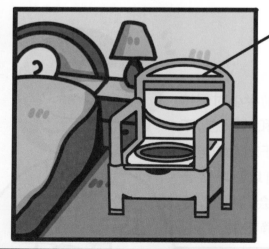

床边坐便器

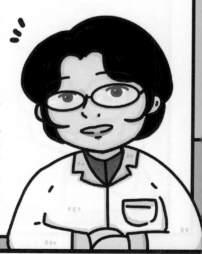

③

还有，若您担心晚上起夜影响睡眠，可以用夜壶或床边坐便器，既能防意外，又能缩短再次入眠时间。

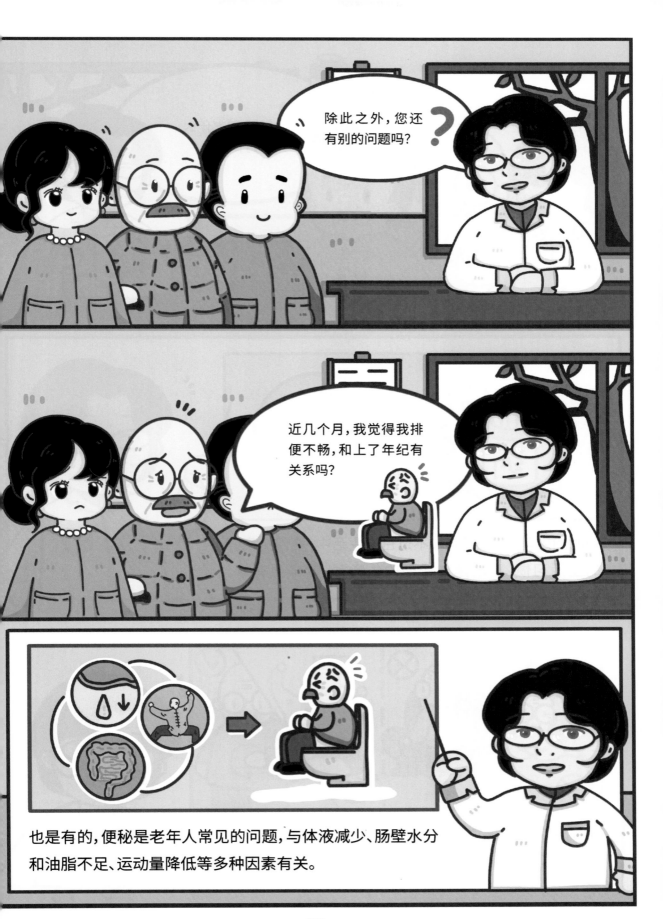

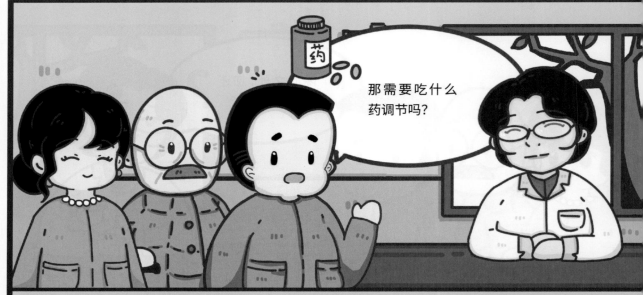

那需要吃什么药调节吗？

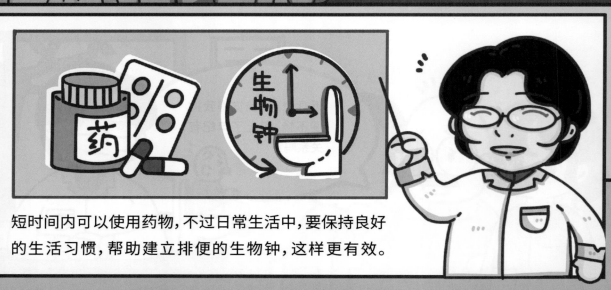

短时间内可以使用药物，不过日常生活中，要保持良好的生活习惯，帮助建立排便的生物钟，这样更有效。

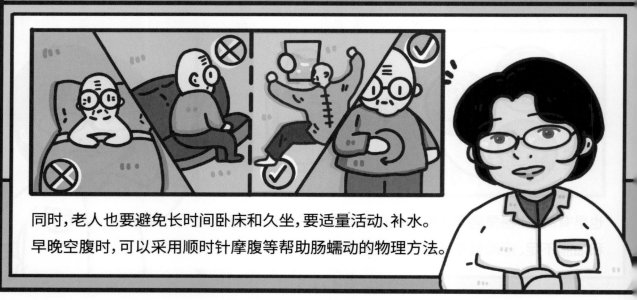

同时，老人也要避免长时间卧床和久坐，要适量活动、补水。早晚空腹时，可以采用顺时针摩腹等帮助肠蠕动的物理方法。

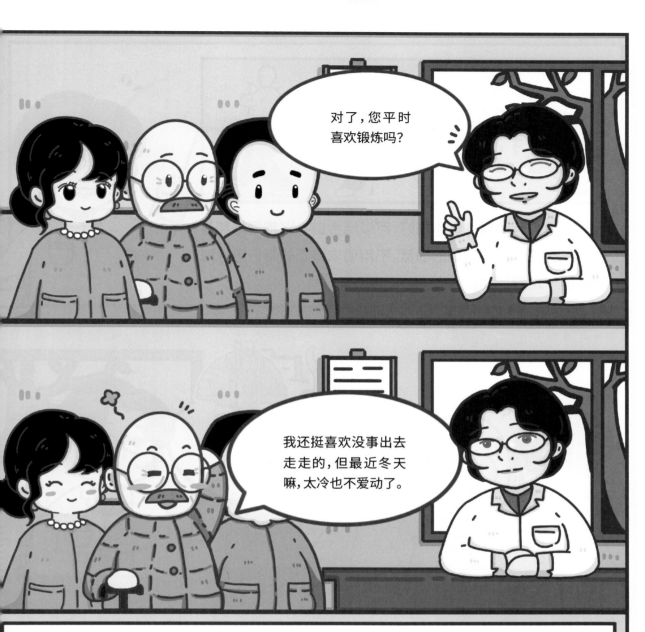

对了，您平时喜欢锻炼吗？

我还挺喜欢没事出去走走的，但最近冬天嘛，太冷也不爱动了。

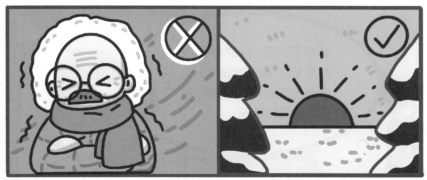

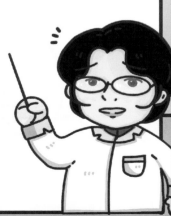

嗯，冬季早晨太冷了，过早锻炼反而不利于身体健康，可以在太阳出来、温度回升后再锻炼也不迟。

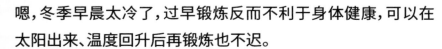

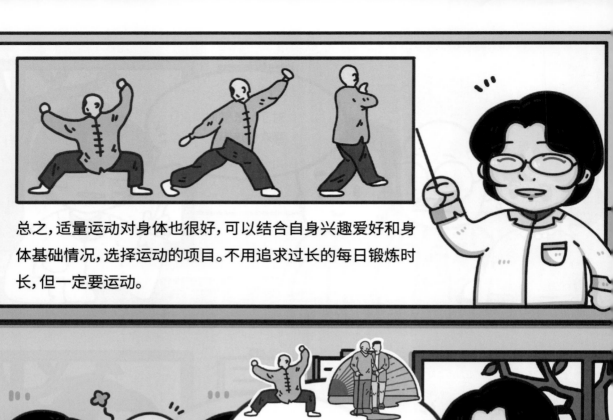

总之，适量运动对身体也很好，可以结合自身兴趣爱好和身体基础情况，选择运动的项目。不用追求过长的每日锻炼时长，但一定要运动。

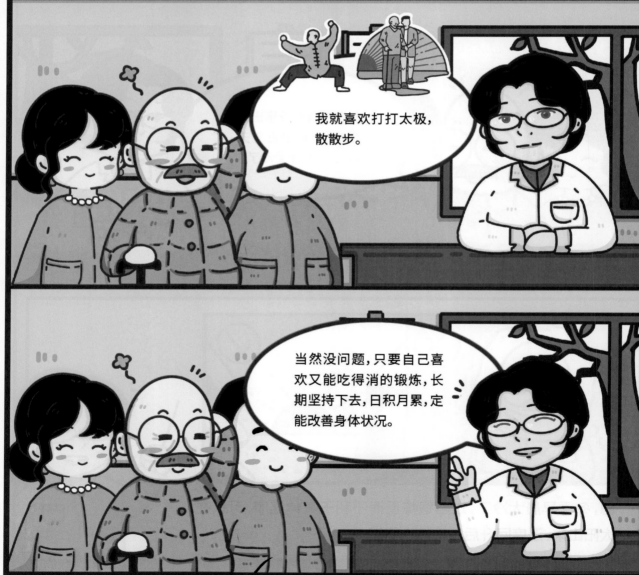

我就喜欢打打太极，散散步。

当然没问题，只要自己喜欢又能吃得消的锻炼，长期坚持下去，日积月累，定能改善身体状况。

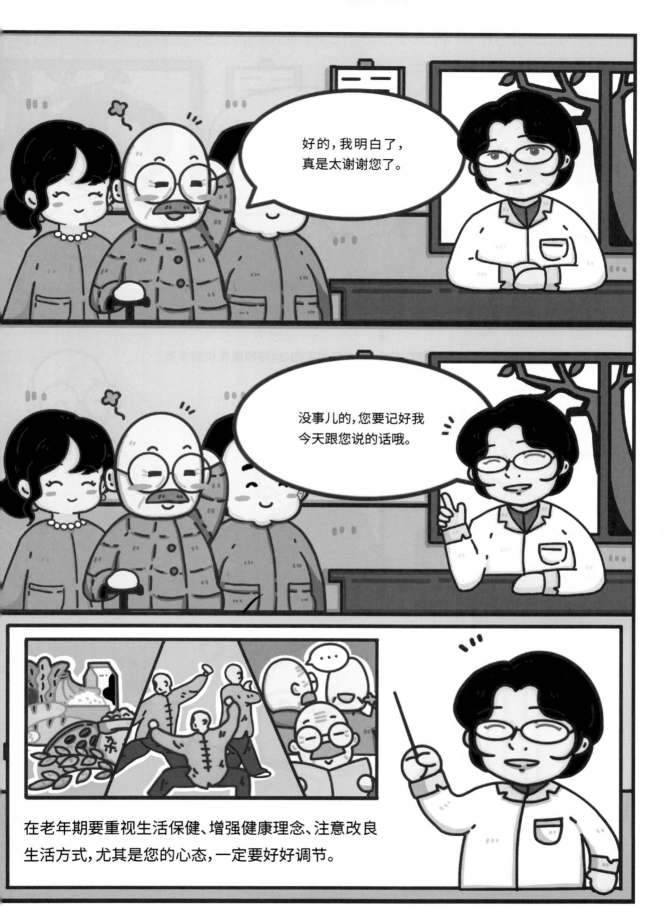

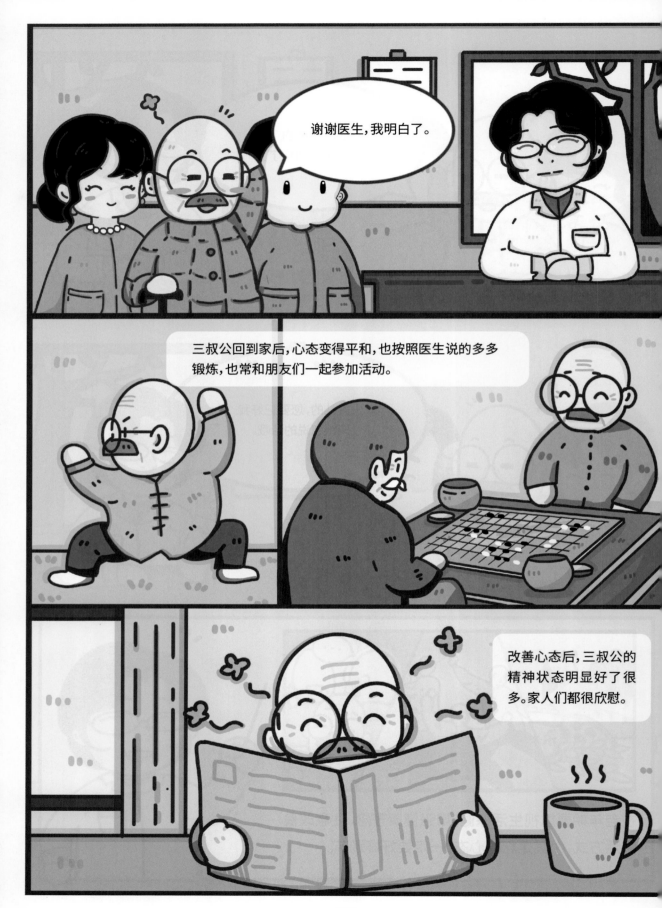